LA FEMME

ET

L'ALCOOLISME

MÉMOIRE

PRÉSENTÉ A LA SOCIÉTÉ FRANÇAISE DE TEMPÉRANCE

POUR LE CONCOURS DE 1886

PAR

A.-J. DEVOISINS

DOCTEUR EN MÉDECINE

Membre fondateur et Lauréat de la Société française de tempérance
(Année 1884 et 1885)
Membre de la Société française d'hygiène
Membre correspondant de la Société des sciences physiques, naturelles
et climatologiques de l'Algérie.

PARIS

IMPRIMERIE G. ROUGIER et Cie

1, RUE CASSETTE, 1

1885

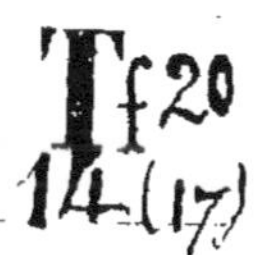

Tf 20
14 (17)

LA FEMME

ET

L'ALCOOLISME

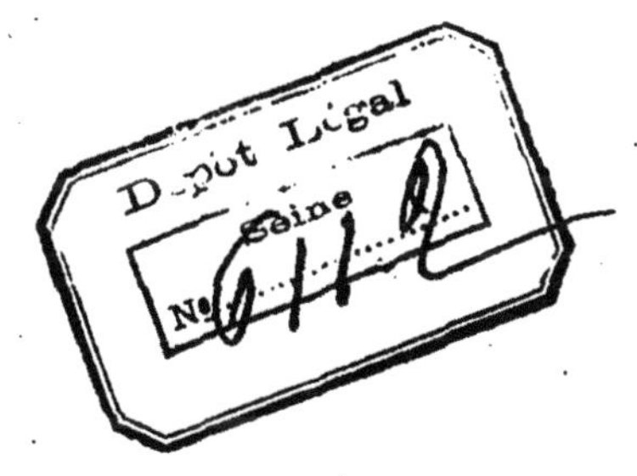
Dépôt Légal
Seine
N°

MÉMOIRES DU MÊME AUTEUR.

L'ALCOOLISME DES CAMPAGNES. — Action de l'eau-de-vie de cidre sur l'économie. — Paris 1884. — Mémoire couronné.

L'ALCOOLISME ET L'ALLAITEMENT. — Paris 1885. — Mémoire couronné.

REMARQUABLES EFFETS DE LA LOI DU 17 JUILLET 1880. — Paris 1885. — Mémoire couronné.

ETUDE SUR LES DÉBITS DE BOISSONS. — Mémoire présenté au concours de 1886 ; par MM. Delattre et Devoisins.

NOTE SUR UN CAS DE LUXATION COMPLÈTE DE L'ASTRAGALE avec extraction. — Alençon 1882.

En Préparation :

L'ALCOOLISME EXPLIQUÉ SCIENTIFIQUEMENT AUX OUVRIERS.

NOTES D'HYGIÈNE AGRICOLE. — Les Boissons à la campagne. Formulaire spécial du cultivateur français et du colon algérien.

LE LIVRE DES MÈRES. — Manuel à l'usage des femmes désireuses de préserver leur famille de l'alcoolisme et de l'ivrognerie.

LA FEMME

ET

L'ALCOOLISME

MÉMOIRE

PRÉSENTÉ A LA SOCIÉTÉ FRANÇAISE DE TEMPÉRANCE

POUR LE CONCOURS DE 1886

PAR

A.-J. DEVOISINS

DOCTEUR EN MÉDECINE

Membre fondateur et Lauréat de la Société française de tempérance
(Année 1884 et 1885)
Membre de la Société française d'hygiène
Membre correspondant de la Société des sciences physiques, naturelles
et climatologiques de l'Algérie.

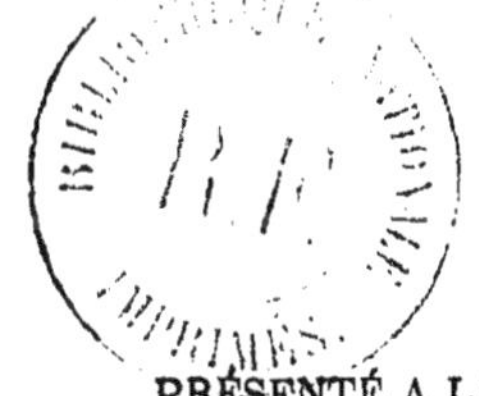

PARIS

IMPRIMERIE G. ROUGIER ET Cⁱᵉ

4, RUE CASSETTE, 4

1885

A

LA MÉMOIRE

DU DOCTEUR LUNIER

SECRÉTAIRE GÉNÉRAL DE LA SOCIÉTÉ FRANÇAISE

DE TEMPÉRANCE,

MEMBRE DE L'ACADÉMIE DE MÉDECINE.

LA FEMME

ET

L'ALCOOLISME

« Je vous recommande toutes
« ces choses non pour m'ériger
« en censeur des mœurs mais en
« vertu d'un vieil adage fran-
« çais qui dit : *c'est souvent quand*
« *on a versé qu'on reconnaît le*
« *bon chemin ou le droit chemin,*
« je ne m'en souviens plus au
« juste..... et j'ai versé plus d'une
« fois.

« G. Paulet. »

INTRODUCTION

Les hommes en général ne comprennent pas la valeur physique et morale de la femme, parce qu'ils ne réfléchissent pas assez au rôle prépondérant qui lui est assigné dans l'harmonie universelle.

Dans l'antiquité, Moïse, le sublime législateur des Hébreux, est peut-être le seul philosophe qui ait tenté l'amélioration sociale de la compagne de l'homme.

Nos ancêtres, les Gaulois, avaient, il est vrai, le bon esprit de faire entrer les femmes dans leurs conseils, cependant on peut dire qu'en Occident comme en Orient elles ne furent guère que de brillantes esclaves, toujours couronnées de fleurs et de bandelettes, toujours prêtes pour le sacrifice qu'elles acceptaient le plus souvent avec une profonde insouciance.

Le christianisme rétablit l'égalité dans la famille humaine.

On sait quelle clarté bienfaisante la femme chrétienne a pro-jetée sur les sombres tableaux des premiers siècles de notre ère et dans cette nuit de mille ans que l'on nomme le moyen âge.

De nos jours elle aspire à un rôle plus développé et sans aucun doute elle sera toujours à la hauteur des destinées que l'avenir lui réserve.

Fénelon dans sa juste admiration pour les femmes ne craint pas de déclarer *que le bien est impossible sans elles*, qu'elles ruinent ou soutiennent les ménages et que, réglant tous les détails des choses domestiques, elles décident souverainement de tout ce qui touche le plus au genre humain.

Plus aimable, plus sensible, plus impressionnable, plus estimable que nous, la femme tient dans ses mains l'avenir tout entier par son influence prépondérante sur l'enfant. C'est la mère qui nous donne nos goûts, nos passions, nos vices et nos vertus.

Cette influence de la femme se prolonge pendant toute notre existence et son dévouement n'est pas plus limité que les misères humaines.

Sans cesse environnée de douleur et de crainte, associée à tous nos maux, assujettie à des infirmités et à des maladies qui ne sont que pour elle, incapable de donner la vie sans s'exposer à la perdre, nous la voyons, malgré tout cela, entourer de son affection et des soins les plus prévenants l'enfant, l'homme, le vieillard. Si l'infortune ou la maladie fondent sur nous, son héroïsme redouble aussitôt.

Au foyer domestique une femme intelligente, aimante e dévouée, ne manquera pas de faire accepter sa domination apparente ou dissimulée et d'utiliser les forces extérieures de l'homme pour le plus grand profit de la famille.

Que de femmes pourraient répéter à leur mari ces paroles d'une reine de Navarre qui avait perdu son royaume par les fautes et les faiblesses du sien : « Jean de Labrit, Jean de Labrit, si tu fuesse reine y yo rey, la Navarre no fuero perdide ! »

S'il est donc vrai, comme l'humanité entière le proclame, que la puissance de la femme pour le bien est en quelque sorte illimitée, il est logique de recourir à son intervention, lorsqu'il s'agit d'échapper à un mal social qui laisse derrière lui tous les autres.

Qui douterait un instant de la victoire dans la lutte engagée contre la plus grande des calamités modernes, si la femme est à l'avant-garde?

L'alcoolisme est une maladie écœurante, sordide, compliquée de toutes les horreurs, de toutes les misères, de toutes les lèpres... ce sera donc par milliers que les femmes se présenteront pour le combattre !

L'alcoolisme menace l'individu, frappe sur toutes les classes de la société sans distinction de sexe; il abâtardit les intelligences et, par la dégénérescence de la race, compromet la sécurité de la patrie... Les femmes savent sauver la France!

Mais qu'est-ce donc que l'alcoolisme?

Il fut un temps peu éloigné de nous où le vin était un liquide bienfaisant, uniquement produit par la fermentation du raisin, où l'eau-de-vie était une curiosité assez rare ; c'était la bonne époque des chansons et des danses, on signalait bien de temps en temps quelques amis trop dévoués de la dive bouteille, mais l'alcoolisme n'existait pas. « Coupeau n'avait pas tué Roger Bontemps. »

Un jour la quantité d'eau-de-vie produite par la distillation du vin ne suffit plus à la consommation sans cesse croissante ; on distilla la betterave, on distilla la pomme de terre, on distilla le blé avarié, on distilla l'avoine, on distilla le bois, on distilla tout.

Ce jour-là, des maladies nouvelles se montrèrent de toutes parts, et on remarqua que les maladies anciennes présentaient de nouveaux symptômes. On vit, non sans surprise, des hommes qui buvaient chaque jour de faibles quantités d'eau-de-vie devenir les victimes d'un empoisonnement lent, progressif, fatal, sans avoir jamais été en état d'ivresse. Bien des buveurs étaient atteints qui ne savaient pas d'où partait le coup qui les frappait. Quelquefois une circonstance fortuite, futile en apparence, venait révéler le mal et précipiter un dénouement funeste. Le vin, le vin lui-même, inoffensif jusque là, préparé par le vinage, servait de véhicule aux alcools d'industrie et disséminait la maladie nouvelle. L'ivrogne n'était plus seulement un ivrogne. Un terrible fléau venait d'apparaître compromettant l'avenir de cette civilisation dont nous sommes si fiers.

En 1852 Magnus Huss étudia l'ensemble des symptômes produits chez l'homme par l'alcool et créa, pour les désigner, le mot « Alcoolisme ».

Depuis que ce mal étend ses ravages dans notre pays, une légion de lutteurs s'est avancée pour le combattre, guidée par deux chefs incontestés, un savant et un apôtre. A leur voix chacun est accouru, et de nombreux et consolants résultats ont récompensé leurs généreux efforts. Mais il reste encore beaucoup à faire et le moment semble opportun pour associer la femme à ces luttes saines et vraiment patriotiques.

Le gouvernement répudiant d'anciens préjugés n'est plus disposé à regarder comme un péril le développement de l'intelligence de la femme. Grâce à l'impulsion donnée dans ce sens, nul doute que la compagne de l'homme, rehaussée à ses propres yeux par une instruction solide, ne devienne bientôt, non pas un puissant auxiliaire, mais le plus redoutable ennemi de l'alcoolisme.

Mais dans le sombre livre de l'alcoolisme, il est une page plus sombre encore que les autres; nous voulons parler de *l'alcoolisme des femmes*. Grave et triste sujet bien fait pour fixer les méditations des mères, des épouses, de toutes les femmes sobres en général, désireuses sans aucun doute de réparer les ruines amoncelées par d'autres femmes.

Nous exposerons d'abord dans une rapide *revue historique* l'ivresse et l'alcoolisme des femmes. 1° Période ancienne : Ivresse. 2° Période actuelle : Ivresse et alcoolisme.

Puis nous rechercherons l'influence que peut exercer l'alcool sur les principaux actes physiologiques de la femme. 1° *Pu-*

berté. *Menstruation. Mariage. Grossesse. Accouchement et alcoolisme. 2° Allaitement et alcoolisme.*

Sachant qu'elle est l'influence de la femme sur le produit de la conception, nous verrons à quoi s'expose la mère qui s'oublie jusqu'à mouiller le bord de ses lèvres dans la coupe empoisonnée. — *Hérédité et alcoolisme.*

CHAPITRE PREMIER.

IVRESSE ET ALCOOLISME CHEZ LA FEMME

I

PÉRIODE ANCIENNE. IVRESSE

L'ivrognerie, dit Montaigne, me semble un vice grossier et brutal, l'esprit a plus de part ailleurs ; il y a des vices qui ont je ne sais quoi de généreux, si je puis m'exprimer ainsi ; il y en a où la science se mêle, la diligence, la vaillance, la prudence, l'adresse et la finesse ; celui-ci est tout corporel et terrestre. Les autres vices altèrent l'entendement, celui-ci renverse et étonne le corps.

Aussi de toutes les passions qui se disputent le monde, il n'en est point dont l'histoire soit plus honteuse et plus sanglante. (Dr Taguet.)

Les premiers habitants de la Grèce perdirent bien vite leurs mœurs austères. Sous prétexte de fêter Bacchus, des troupes de jeunes gens et de jeunes filles, surexcités par de copieuses libations, sans réserve dans leurs chants, sans retenue dans leurs poses, couraient les rues en rivalisant d'indécence et d'obscénité. L'amour de la sobriété n'exista bientôt plus que dans les leçons des philosophes.

Aristippe oublie ses préceptes aux pieds de Laïs.

Denys le tyran meurt dans une orgie.

Pausanias immole Philippe.

Alexandre poignarde Clytus et meurt dans cette Babylone où Cyrus avait surpris Sardanapale.

C'est surtout à Panopée, ville située en Phocide, que se réunissaient les bacchantes. Elles se rendaient en foule sur le mont Parnasse et là se livraient à des danses échevelées et à des orgies furieuses.

Souvent quelques-unes, saisies de vertige, étaient prises de convulsions et communiquaient aux autres le délire qui les agitait. On les voyait alors courir dans les campagnes, entraînant à leur suite une foule ivre et bruyante qui se livrait à tous les débordements.

Des villes entières se plongeaient dans l'ivresse. Hommes et femmes s'affublaient de déguisements grotesques et parcouraient les rues en commettant mille folies (1).

Chez les Celtes, le barde, livré dans son immense forêt à la méditation libre et solitaire, n'avait point à réprimer les excès bachiques. Une religion simple, séduisante et majestueuse, reconnaissant un être tout puissant, n'admettait dans ses cérémonies aucune manifestation désordonnée.

C'était l'époque ou la déesse Néhalénia avec sa robe blanche et flottante, avec ses souliers d'or, descendait des nuages et glissait mystérieusement sur la lisière des forêts, répandant partout des effets salutaires ; où les *fadas* endormies au bord des fontaines s'éveillaient en sursaut, écoutaient le bruit

---

(1) On sait que telle a été l'origine du carnaval actuel qui tend de jour en jour à disparaître, ce dont on doit se féliciter. Il est avantageusement remplacé par de nombreuses fêtes populaires dans lesquelles les concours artistiques, les exercices de tir et de gymnastique tiennent une large place. On ne saurait trop encourager ces réunions qui concourent au développement physique et intellectuel des citoyens et par suite à l'accroissement des forces vives de la nation.

de la source et se rendaient cueillir le *selago*. Puis au carrefour des chemins, les génies du mal tombaient avec un sourd battement d'ailes, les *stries* accouraient au rendez-vous. *Bentsozia* se mettait à la tête de ces monstres, qui avaient toutes les formes de la femme, et la troupe lugubre s'élevait dans les airs . Malheur au Celte égaré dans la nuit, s'il était aperçu par la troupe infernale ; elle plongeait sur lui comme un vautour, ouvrait sa poitrine, mangeait son cœur et renvoyait le corps animé d'une vie factice.

Ne semble-t-il pas que sur notre vieille terre des Gaules, les légendes les plus lointaines ont tenu à consacrer la toute-puissance de la femme, bon ou mauvais génie.

Plus tard la Gaule méridionale fut envahie la première par la civilisation. On sait que le Lacydon de Marseille contenait mille navires, que les disciples se pressaient en foule dans les écoles de Toulouse et de Cahors, alors que trois cents cabanes de roseaux formaient encore Lutèce. La poésie celtique recula devant les marchands de Marseille ; les mœurs, les institutions se modifièrent, les désordres apparurent et le druide bientôt ployé devant les faisceaux romains, ne fit plus entendre que de loin en loin quelques accents nationaux.

A Rome comme à Sparte on tenait à avoir des enfants vigoureux, aptes à la défense de la République ; aussi la femme qui buvait du vin était punie de mort. Mais là encore le culte de Bacchus devint le point de départ de l'intempérance. Le Sénat eut à disperser les bacchantes dont le nombre s'éleva parfois à près de dix mille.

Les débauches de la Rome impériale sont assez connues pour qu'il suffise de les signaler. Le peuple romain, conservant à sa tête de tels monstres, était à coup sûr digne de pareils maîtres, et depuis longtemps sans doute la bacchante avinée avait fait oublier la matrone antique.

Bientôt le vieux sang de Rome ne fut plus assez pur pour être versé sur les champs de bataille, on ne sut qu'expirer, en haut, dans l'orgie, en bas, dans la misère. La dégradation, le luxe, la débauche avaient tout anéanti.

Tout à coup de lointaines rumeurs apprennent qu'une secte a surgi, qui prêche le mépris des dieux et le renversement des temples. On assure que ces misérables parlent d'un roi appelé Christ avec lequel ils doivent tous régner, et qu'ils refusent de jurer par le génie de César. Ils immolent des enfants et adorent un mort.

En effet, un vil ramas sorti du fond le plus infime de la plèbe osait penser autrement que les patriciens. Le peuple se mit à écouter ces prêtres du Christ, tous pauvres, tous opprimés, tous sortis de son sein, qui lançaient dans le monde l'idée qui allait le régénérer : *opposer l'âme à la matière.*

Ces trois mots arrachaient les gonds antiques sur lesquels tournaient la religion et l'empire de Rome.

On n'ignore pas l'étendue du rôle joué par les femmes chrétiennes dans cette sublime transformation, et l'Eglise garde fidèlement les noms de celles d'entre elles qui arrosèrent de leur sang les arènes de Rome et des Gaules. Dès lors on vit reparaître chez la femme toutes les vertus oubliées et les vertus nouvelles inconnues jusqu'à ce jour, filles du christianisme.

Cependant, la plèbe écrasée par un travail sans profit pour elle et les barbares, ouvriers extérieurs dans la démolition du colosse romain, s'unissaient aux chrétiens. Notre pays voyait peu à peu s'établir une société nouvelle. La basilique remplaça le capitole. Le prêtre remplaçait le proconsul. Une statuette de la vierge était plantée dans le creux du chêne druidique pour que le peuple ne songeât plus à la belle Néhalénia. A chaque carrefour une croix remplaçait le dieu Terme. La poétique cérémonie des Rogations avait détrôné la fête des mauvais génies qui se célébrait au printemps.

Mais si le nouvel édifice social utilisait habilement les matériaux de la Rome païenne, trop souvent aussi les habitudes d'intempérance et de désordre remontaient à la surface. Clercs et laïques perdirent peu à peu la retenue de la primitive Eglise.

Nous en trouvons une preuve manifeste dans certains ca-

nons du concile d'Agde, tenu en 506, intéressants à plus
d'un titre.

> XIX. On ne donnera le voile aux religieuses qu'à l'âge de qua-
> rante ans.
>
> XXXIX. Il est interdit aux prêtres, diacres, sous-diacres qui ne
> peuvent prendre femme, d'assister aux noces et aux festins
> donnés à la suite de ces réunions où l'on n'entend que chants
> immoraux accompagnés de danses obscènes.
>
> XLI. Avant toutes choses les clercs se garderont de l'ivrognerie
> qui est la mamelle et l'aliment de tous les vices.
>
> *Signé* : CÆSARIUS, au nom du Christ, évêque
> d'Arles, le 3° jour des ides de septembre,
> Messala étant consul, notre seigneur Al-
> Rick (le redoutable adversaire de Clovis)
> accomplissant la vingt-deuxième année
> de son règne, et 24 évêques de la Gaule.

Malgré les efforts des évêques, malgré les ordonnances de
Charlemagne et de ses successeurs, l'ivrognerie gagnait du
terrain. On peut voir par les paroles suivantes du chanoine
d'Avignon que, dans le cours du XIVᵉ siècle, la femme n'était
pas étrangère à ce mouvement d'intempérance.

« Un flot de voluptés submerge notre ville. La franchise
« prend le nom de folie. On méprise Dieu pour adorer l'or.
« Les femmes se laissent hébéter par le vin. Dans ce nau-
« frage général il est impossible de peindre la violence des
« passions qui les agitent. — N'es-tu pas, ô Avignon, la Baby-
« lone assise sur les bords du Rhône? n'es-tu pas la grande
« prostituée...? Oui, je reconnais la femme parée de fin lin,
« de pourpre, d'écarlate et de pierres précieuses, qui tient
« dans sa main la coupe d'or. Sur le front de l'autre, l'évangé-
« liste avait lu Babylone la grande, et je vois écrit sur le tien,
« Babylone la petite. Mais si tu es petite d'enceinte, tu es, je
« ne dirai pas, grande, mais colossale, mais immense de per-
« versité et de vices! »

Nous pourrions établir, par des citations prises aux siècles
suivants, que dans toutes ces époques on voyait, malgré une
certaine sobriété relative, quelques femmes s'adonner à

l'ivrognerie. Alors, comme aujourd'hui, l'absence des maris était quelquefois le signal de ces réunions de voisines où l'on causait beaucoup, où l'on buvait aussi un peu.

Nous aimons à penser que c'est à l'instigation des dames de Bordeaux que les magistrats de cette ville rendirent l'ordonnance suivante :

« Est défendu à gens mariez d'aller à la taverne. »

« Pour les maux et inconvénients qui s'ensuivent de jour
« en jour, de ce que plusieurs bourgeois de la présente ville
« et autres gens mariez délaissent leur femme, enfants et
« famille, envoye de mandier, pour ne leur donner aliments,
« ensemble plusieurs gens de métier, artisans et autres vont
« aux tavernes, dont plusieurs blasphèmes, jeuz, querelles,
« meurtres, larrecins et autres plus grands maux en sont
« advenus au très grand préjudice et dommage de la chose
« publique ; les dicts soub maire et jurats ont fait et font inhi-
« bition et deffense aux bourgeois et autres manans en la
« dicte ville mariez d'aller boyre et manger en taverne, caba-
« rets et autres lieux publicqs à peine de fouet ou autre
« amende arbitraire.

« Et à mesme peine que dessus est deffendu à toute ma-
« nière de gens tenans taverne, hostelleries et cabarets de
« recevoir en leur hostellerie, tavernes ou cabarets, telle
« manière de gens, sans toutefois en ce comprendre les fo-
« rains, estrangers, et autres gens allans et venans en la dicte
« ville. »

Ceci se passait au seizième siècle.

Il était beau de corriger ainsi les maris, de les amener à ne pas boire ou à boire à domicile, et de se corriger soi-même *sans être en cause.*

Un proverbe, lui aussi du seizième siècle, ne craint pas d'affirmer irrévérencieusement que « le cerveau de la femme
« est faict de cresme de singe et de cervelle de renard. »

II

PÉRIODE ACTUELLE. — IVRESSE ET ALCOOLISME.

Depuis le seizième siècle jusqu'à nos jours, l'ivresse de la femme a toujours existé particulièrement dans certains pays, mais elle n'a jamais revêtu le caractère néfaste qu'elle présente actuellement grâce à l'intervention de l'alcool.

A l'heure où nous écrivons, il existe des contrées dans lesquelles la femme qui ne boit pas de l'eau-de-vie est un objet de dérision. On rit d'elle comme on rit de la bonne vieille qui a conservé la coiffe montante ou tout autre vestige de l'ancien costume provincial.

Nous connaissons une charmante jeune fille qui a refusé positivement un très beau parti, parce que le jeune homme qu'on lui destinait ne s'enivrait pas.

Les personnes qui connaissent les arrondissements de Domfront et d'Argentan n'ignorent pas les noms de certaines localités qui ont acquis une triste célébrité, à cause du grand nombre de femmes qui s'y livrent à la boisson. Dans telle commune on cite cinq ou six femmes qui n'ont jamais été surprises en état d'ivresse, dans telle autre on n'en cite aucune et pour cause.

Il est fort heureux en vérité que les populations agricoles de la basse Normandie, par la spécialisation de leur agriculture, soient mieux que d'autres à l'abri de la crise actuelle. Ecrasées comme elles le sont par l'alcoolisme, menacées d'une dégénérescence fatale dont on peut, d'année en année, mesurer les progrès, elles auraient succombé des premières, car leur déplorable hygiène ne leur fournit aucun point de résistance.

La Bretagne, elle aussi, fournit un large contingent de femmes alcooliques. D'après M. Héna les femmes, les mères

de famille, les jeunes filles s'adonnent à l'eau-de-vie. Les
nombreux accidents causés journellement par l'eau-de-vie de
betterave, dans les endroits où on ne connaît pas d'autre
boisson pour les jours de fête, de foire et de marché, en sont
une preuve des plus convaincantes. Pendant l'hiver de 1872
il n'y avait pas de jour où on ne pût rencontrer sur le bord
des chemins des individus des deux sexes morts ou ivres
morts à la suite des excès de boisson. On peut s'assurer de
ces faits par la lecture des journaux de la région. Il ne fau-
drait pas croire que l'ivrognerie borne ses ravages aux cabarets et aux lieux publics, elle pénètre dans les ménages; et, la
mère de famille, le père de famille dissipent leurs économies
dans ce vice en donnant à leurs enfants le plus dégradant
exemple. La femme, quand elle s'adonne à l'ivrognerie, y
tombe plus profondément que l'homme. On peut affirmer
que si l'ivrognerie continue à se développer chez les Bretonnes, dans trente ans elle aura détruit une vieille race qui
avait conservé à travers tant de siècles son originalité, sa viri-
lité et sa grandeur.

Le clergé s'efforce par ses conseils et par ses sermons de
lutter contre l'abus de l'eau-de-vie. On l'écoute avec le plus
grand respect, puis au sortir de la messe ou des vêpres, « souvent même le jour où l'on a communié, » Bretons et Bretonnes
vont s'enivrer de compagnie.

Il serait à désirer pour l'honneur du sexe que l'on pût toujours considérer l'alcoolisme de la femme comme une conséquence de l'alcoolisme de l'homme. Il existe des ménages où
l'homme seul est adonné à la boisson, il en est d'autres où les
deux époux rivalisent d'abrutissement. Enfin souvent, surtout
dans les campagnes, la femme seule est alcoolique.

Dans les villes manufacturières, dit le docteur Ardouin, l'ouvrier dépense en petits verres une grande partie de son sa-
laire. Les jours de paye sont les jours de débauche. Entraîné
par les camarades, il entre dans un débit, accepte à boire et
offre à son tour. Sous le prétexte de se distraire un peu, il
laisse chez le marchand de vin le tiers ou la moitié de l'argent

que la femme attend avec anxiété pour faire face aux dépenses de la maison.

Jules Simon, dans son beau livre sur l'ouvrière, peint d'une façon poignante la misère qu'engendre l'ivrognerie. Le mari est en train de boire, sa malheureuse femme est là à la porte, toute pâle et gémissante, songeant au propriétaire qui menace et aux enfants qui ont faim.

Vers le soir, on voit stationner devant les cabarets des troupeaux de ces malheureuses qui essayent de saisir leurs maris, si elles peuvent les entrevoir, ou qui attendent l'ivrogne pour le soutenir, quand le cabaretier le chassera ou qu'un invincible besoin de sommeil le ramènera chez lui. A Saint-Quentin plusieurs débitants ont été pris, pour ces femmes, d'une étrange pitié ; elles enduraient le froid et la pluie pendant plusieurs heures ; ils leur ont fait construire une sorte de hangar devant la maison. Ils y ont même mis des bancs. La salle où les femmes viennent pleurer fait désormais partie de leur bouge.

« Un mari ivrogne, des enfants malades, rarement un jour « de repos, jamais un moment de plaisir, quelle destinée ! » et cependant malgré le vice du mari, sa lâcheté, sa brutalité, la femme pardonne !

Admirons les malheureuses qui prennent leur parti de cette vie misérable.

Quelquefois, vaincue par le chagrin et pervertie par l'exemple, la pauvre créature cherche à s'étourdir. « A Rouen et à Lille, l'ivrognerie commence (1861) à faire des ravages parmi les femmes, le nombre des personnes adonnées à l'ivrognerie est de 25 pour 100 parmi les hommes et de 12 pour 100 parmi les femmes. » Les femmes ont, dans le quartier Saint-Sauveur, des cabarets qui ne sont qu'à elles ; elles y forment des sociétés où l'on consomme beaucoup de café et encore plus d'eau-de-vie de genièvre.

Mais nous l'avons dit, l'ivrognerie de la femme peut exister et existe même très souvent, l'homme restant sobre.

Nous pourrions en citer de nombreux exemples.

OBSERVATION I. — La femme C..., de la commune de Sainte C..., ste une personne âgée de trente ans, d'une constitution moyenne, d'un tempérament lymphatico-nerveux. Elle a commencé à s'adonner à l'eau-de-vie de poiré, à l'âge de seize ans. Au début, elle en mettait seulement quelques cuillerées dans son café, mais peu à peu sa consommation journalière s'est élevée à trois petits pots (300 grammes environ). Depuis deux ans, elle est prise de tremblements qu'elle traite tous les matins par un verre d'eau-de-vie pris à jeun. Ses deux enfants ont eu des convulsions. Lorsque la quantité de boisson absorbée a été plus forte que d'habitude, elle interdelle tous les passants dans des termes tellement grossiers que l'on prend l'habitude de faire un long détour pour éviter la maison qu'elle habite. Les enfants, à peu près nus, sont nourris par les voisines. Le mari est un excellent ouvrier, sobre et robuste, et c'est par lui que nous savons que, chaque soir, en rentrant fatigué de son ouvrage, il trouve sa femme vautrée dans quelque coin de la maison, au milieu de ses excréments. C'est lui seul qui prépare ses repas. Il y a deux ans que cela dure. L'aîné des enfants grandit et va assez bien malgré tout. On m'a assuré qu'un jour il avait cherché à éloigner sa mère de la cheminée, parce qu'il voyait qu'elle allait tomber dans le feu.

Admirons aussi ce malheureux qui a le courage surhumain de prendre son parti de cette misérable existence !

Que l'on veuille bien ne pas s'étonner.

Il existe des centres de réunion exclusivement destinés au beau sexe, où l'on n'est admis qu'en portant avec soi un litre d'eau-de-vie de cidre.

Dans telle localité, les femmes de lessive placent tous les soirs sur la brouette au linge, pour la ramener au village, celle d'entre elles qui est à peu près ivre morte.

Si quelque doute devait s'élever dans l'esprit du lecteur, nous pourrions signaler bien d'autres faits, connus de toute la population, qui, pour être plus écœurants, se renouvellent chaque jour et passent aussi (symptôme grave) au milieu de l'indifférence générale.

La femme a ses boissons de prédilection.

Parmi les vins, le malaga, le lunel, le moscatel, le pajarète, le champagne, et en général tous les vins blancs qu'elle supporte mieux que l'homme, au seul point de vue de leurs effets immédiats, les cidres mousseux, le poiré, boisson déplorable au premier chef, etc., etc.

Parmi les liquides spiritueux seuls capables de produire l'alcoolisme, le rhum, l'anisette, la chartreuse jaune, la bénédictine, les alcoolats de menthe et de mélisse, etc., etc.

Au reste, la femme boit tout ce qui se boit et même ce qui ne se boit pas : ainsi l'éther (1).

Les quantités de liquides alcooliques qu'elle peut ingérer sont énormes.

OBSERVATION II. — On lit dans le journal la *Tempérance*, t. 2, 1873 : — « Ce matin, une ronde de sûreté a trouvé, assise

(1) En Angleterre les ladies ne boivent pas de gin, mais elles ont recours à un autre excitant qui paraît être de bon ton ; c'est l'éther. Les jours de course on trouve sur le sol de mignons flacons d'éther, tombés des équipages les plus respectables. Dans le nord de l'Irlande la consommation usuelle des boissons éthérées s'élève à 1816 hectolitres. La quantité d'éther absorbée varie chaque fois de 10 à 80 grammes ; ce n'est pas d'ailleurs l'éther pur mais bien un mélange commercial des deux éthers méthylique et éthylique, d'alcool et de divers composés empyreumatiques. Le prix est peu élevé : 3 fr. le litre. Après l'absorption, on peut constater une vive excitation, de la loquacité et un rire hystérique. L'éther, rapide dans son action, s'élimine promptement et la buveuse lors même qu'elle est arrivée aux dernières périodes de l'empoisonnement, lors même qu'elle demeure quelque temps ivre morte revient assez vite à l'état normal. Bien qu'on ait observé d'assez nombreux cas de mort subite pendant ces singulières libations, les maux physiques habituellement produits par l'éthérisme sont la dyspepsie et l'irritabilité d'esprit dont le concours amène assez naturellement un état nerveux fort semblable à l'hystérie.

sur un banc du boulevard de Grenelle, une femme raidie par
le froid et ne donnant plus signe vie. Transportée au poste
et placée près du poêle, cette femme, qui était courbée er
deux s'est ranimée, ses membres se sont dégourdis et elle a
repris l'usage de la parole. C'est une nommée Ch., âgée de
quarante et un ans. Elle avait passé une partie de la nuit chez
des débitants de vin, avec plusieurs individus ; elle avait,
suivant sa propre déclaration, bu quarante-deux verres d'absinthe, dans lesquels, a-t-elle ajouté, elle n'avait pas mis une
goutte d'eau, de crainte d'enlever à la liqueur sa saveur aro-
matique. »

Nous connaissons une famille composée du père, de la
mère, d'un enfant âgé de douze ans et d'un domestique, qui
consomme journellement deux litres d'eau-de-vie de poiré
marquant 60° à l'alcoomètre de Gay-Lussac, ce qui donne par
an 730 litres d'eau-de-vie, 4 hectolitres 38 litres d'alcool absolu. La mère de famille seule consomme près de la moit
de cet effrayant total.

— C'est par centaines que l'on pourrait citer les buveuses
qui absorbent chaque jour 200 à 300 grammes d'eau-de-vie.

Si donc en général la femme boit moins que l'homme, il
arrive aussi qu'elle boit à peu près autant. D'ailleurs, sur la
route de l'alcoolisme, grâce à son tempérament et à sa constitution, elle nous atteint et nous dépasse souvent, même
avec des doses relativement faibles de boissons spiritueuses.

Ne voit-on pas tous les jours des femmes au système nerveux prédominant, qui, sous l'influence d'une petite quantité
de boisson, se livrent aux actes les plus bizarres ? Très réser-
vées en public, il leur arrive, en rentrant chez elles, sous
prétexte de délassement, de prendre un petit verre de leur
liqueur favorite. Bientôt, la maison devient inhabitable par
suite de leurs cris hors de propos, de leurs allures extraor-
dinaires, de leur caractère vraiment diabolique. Il est à supposer que nos ancêtres du xve siècle avaient déjà fait quelques
remarques sur ce sujet, lorsqu'ils disaient dans un de leurs

proverbes les plus connus : « Les femmes sont, à l'église, saintes, ès rues, anges, ès maisons, diablesses. »

Nous avons dit ailleurs ce que nous pensions des causes de l'alcoolisme. Il se peut que la femme des villes, sans cesse désireuse de se créer une vie cérébrale factice, s'adonne à l'alcool pour donner à son imagination une libre carrière. Chez la femme de la campagne, les choses se passent beaucoup plus simplement, et si l'on veut nous permettre une expression familière, nous dirons que *l'alcoolisme naît de la soupe aux porreaux.*

La femme de nos contrées est très laborieuse. Elle veut *amasser*, comme elle dit fièrement en redressant la tête. Or, pour travailler, il faut se nourrir. Se nourrir ne saurait consister à avaler chaque jour trois énormes rations de soupe maigre aux porreaux et aux pommes de terre, le tout arrosé d'un cidre très rafraîchissant, très diurétique, mais très semblable aussi à celui de la fontaine voisine. Se nourrir signifie réparer nos tissus, et la substance apte à cette réparation, se nomme protéine, ou viande.

Mais la viande coûte cher et la femme est économe.

Alors, comme il faut trouver une force, factice ou réelle, on achète de l'alcool et on se remet au travail. Le mari devient alcoolique, le fils aîné est presque idiot, le cadet tourne à la scrofule, la ruine, le déshonneur quelquefois, s'abattent sur une famille honnête... Qu'importe, la femme a fait des économies !

La première économie consiste à introduire dans la ration journalière une quantité suffisante de protéine alimentaire, c'est le seul moyen de trouver ses forces en soi-même, de véritables forces celles-là, et qui n'ont rien d'artificiel comme celles que l'on emprunte à l'eau-de-vie.

La femme aura beaucoup fait pour le bonheur de la famille, lorsqu'elle se décidera à donner à son mari et à ses enfants, un peu moins de soupe aux poireaux et *un peu plus de bœuf.*

Observation III. — J'ai donné mes soins à une femme âgée de quarante ans, veuve, avec quatre enfants, et très laborieuse. Sa nourriture habituelle était composée de soupes maigres et de graisse étendue sur du pain. Bien que très active, elle s'était vue obligée de perdre une journée de temps en temps pour se reposer, car ses forces l'abandonnaient. Sur le conseil de ses voisines, elle se décida à acheter chaque semaine, à raison de 0 fr. 90 c. un litre d'alcool d'industrie, dont elle composait deux litres d'eau-de-vie. Ces deux litres d'eau-de-vie formèrent, au début, sa ration hebdomadaire. Bientôt, le moyen employé pour réparer les forces paraissant perdre sa vertu première, il fallut augmenter les doses. Cette femme est morte huit mois après des suites d'une métrorrhagie. Les phénomènes nerveux qu'elle avait présentés avant cet accident, nous permettent d'affirmer qu'elle était alcoolique (1).

Les femmes de la campagne, sauf quelques victimes de

(1) Il est bien entendu que nous donnons toujours au mot *alcoolisme* sa valeur réelle, sans nous inquiéter de savoir si la malade boit de l'alcool depuis longtemps ou depuis peu, si elle présente ou ne présente pas de temps à autre les phénomènes de l'ivresse (laquelle n'a rien à voir dans ce qui concerne l'alcoolisme), sans rechercher si la consommation journalière est forte faible ou minime. Nous nous bornons à rechercher si la femme faisant usage d'une boisson alcoolique distillée présente ou ne présente pas les symptômes connus de l'alcoolisme.

Bien que la symptomatologie de cette affection soit aussi étendue que variée, il est possible d'établir des divisions, de créer des groupes de symptômes. Pour notre usage personnel nous avons l'habitude de diviser l'alcoolisme en trois degrés.

Dans un premier groupe nous plaçons les alcooliques présentant des troubles fonctionnels des organes du système nerveux, de la motilité et des sens spéciaux, des lésions matérielles des organes d'absorption et d'élimination de l'alcool caractérisés par la *non persistance* et la *curabilité absolue*, ainsi : état vertigineux, insomnie, inquiétude nocturne, rêves pénibles, emportement, changement subit de caractère, fourmillements fugaces, visions effrayantes, cauchemars ; — agitation convulsive de certaines parties du corps : spasmes, chorée des ivrognes, crampes, soubre-

l'hérédité alcoolique, conviennent parfaitement qu'elles font usage de l'eau-de-vie. Interrogez cent paysannes et demandez-leur si elles ajoutent de l'alcool à leur café, quatre-vingt-dix vous répondront qu'elles aimeraient mieux s'en passer que de le prendre seul.

A la ville c'est bien autre chose.

Si l'appétit est capricieux, la langue épaisse et tremblante, les vomissements fréquents, la fatigue prompte à se montrer, le sommeil troublé, l'utérus malade, l'appétit diminué surtout le matin, on peut soupçonner l'alcoolisme. Si le sang des règles est très coagulable, s'il existe des palpitations de cœur, si le caractère devient en même temps vif et emporté, il y a gros à parier que l'ennemi est dans la place. Seulement le difficile est de savoir comment il s'y introduit.

En réalité l'alcoolisme de la femme existe dans toutes les positions sociales et chez tous les peuples, même chez ceux où l'on s'attendrait le moins à le rencontrer.

L'observation suivante est tirée de l'ouvrage du Dr Armand, l'*Algérie médicale*.

sauts des tendons ; — scintillations : mouches volantes, lueurs et flammes, bruit de cloches, voix, détonations ; — pituite, dyspepsie, congestions légères, dyspnée des ivrognes, palpitations de cœur, etc., etc

Dans un deuxième groupe — alcoolisme au 2e degré — nous plaçons les malades qui ayant présenté le plus souvent les symptômes du 1er degré en présentent d'autres qui sont remarquables par leur caractère *persistant* et dont la *curabilité* n'est que *relative* ; ainsi : affaiblissement musculaire, parésie, engourdissement et insensibilité, affaiblissement de la vue et de l'ouïe, impuissance, idées fixes, hallucinations, morosité ébrieuse, manie furieuse, lypémanie, delirium tremens ; — gastrite chronique, infiltrations graisseuses, couperose, metrorrhagie, etc., etc.

Enfin en dernier lieu — alcoolisme au 3me degré — nous trouvons les affections caractérisées par la *persistance* et *l'incurabilité absolue*, ainsi : la démence alcoolique, le ramollissement, la pachyméningite, l'amaurose, la surdité, la paralysie générale alcoolique, l'atrophie du cerveau, etc., etc.

Alcoolisme au premier degré : *non persistance et curabilité absolue*.

Alcoolisme au second degré : *persistance et curabilité relative*.

Alcoolisme au troisième degré : *persistance et incurabilité*.

OBSERVATION IV. — Nous avons eu à traiter au café chantant arabe de la rue de la Casbah, à Alger, un jeune homme qui, en sa qualité de plus proche voisin des odalisques au tam-tam, dut en appeler des faveurs de Vénus aux arcanes d'Esculape. Un jour nous aperçûmes, près de l'estrade, où musiciens et chanteuses étaient accroupis, assourdissant de leurs psalmodies monotones, trois Arabes de 25 à 30 ans, enguirlandés de jasmin comme une des chanteuses buvant avec eux, vidant des verrées d'une liqueur jaunâtre ressemblant à du vin blanc. — Ce n'est pas du vin, c'est du rhum, nous dit notre jeune client — du rhum et ils en sont à leur neuvième bouteille! — Pas de plaisanterie Mohamed! — Nous n'avions pas dit, qu'il prenait le verre d'un de ces Arabes et nous rapportait la preuve irrécusable que c'était bien du tafia. — D'autres ont donc bu avec eux? — Non, dit Mohamed, eux et la chanteuse ont tout bu dans l'après-midi. — Nous n'aurions pas voulu en croire nos yeux si nous n'avions remarqué qu'en même temps ils mangeaient des concombres crus dont le suc devait tempérer l'effet de la boisson dont ils faisaient de si abondantes libations. Aussi, bien que leur physionomie fût assez enluminée, l'ivresse n'était pas très marquée chez eux.

Quant à la chanteuse brune olivâtre, elle semblait aussi calme que si elle n'eût bu que de l'eau. Mais, la figure tatouée, les sourcils et les ongles teints de henné, elle s'étalait hideuse dans sa semi-nudité, flétrie par tous les excès quoique jeune encore.

— On voit par cet exemple qu'il faut en rabattre de la vertu de sobriété que l'on a faite aux sectateurs de Mahomet. Ils mangent fort et ferme quand l'occasion se présente; et si généralement ils ne boivent pas de vin, beaucoup d'entre eux ont un goût prononcé pour les liqueurs alcooliques. Si, dans le Sahara, l'Arabe fait usage du vin de palmier (el aguemi), sur le littoral et dans le Tell, il consomme souvent de l'eau-de-vie, de l'anisette espagnole et de l'absinthe. Nous avons dû quelquefois nous priver des services de jeunes Arabes qui avaient un faible trop prononcé pour la liqueur que le soldat français nomme souvent *l'infusion de gros sous*.

L'ivresse et l'alcoolisme alimentent la prostitution. C'est aussi parmi les femmes alcooliques que se recrutent souvent les entremetteuses. Pour des raisons de plusieurs ordres, sur lesquelles il est inutile d'insister, l'alcoolisme est une des causes les plus fréquentes de la propagation de la syphilis dans les campagnes. Comment en serait-il autrement dans une société où les pouvoirs publics permettent si facilement à l'ivrognerie de s'allier à la débauche.

Il existe, dit le Dr Jeannel, des maisons publiques dites maisons à estaminet, au sujet desquelles M. Lecour, ancien chef de la police des mœurs, donne les renseignements suivants dans son livre intitulé : *La prostitution à Paris et à Londres*, 1872, pages 135 et 136 :

« Les maisons de tolérance de l'ancienne banlieue et du voisinage des casernes sont, pour la plupart, d'anciens cabarets ouverts à la prostitution et qui ont été transformés en maisons tolérées. *Des considérations basées à la fois sur les habitudes des filles de ces maisons et sur un intérêt d'ordre public* ont amené l'administration à laisser à ces établissements comme annexe une sorte d'estaminet dont aucun signe extérieur ne décèle l'existence... Pour ces maisons à estaminet il est interdit de placer en évidence des verres, bouteilles, flacons et autres ustensiles indiquant q l'on donne à boire. On a voulu par là éviter l'erreur regrettable qui ferait confondre ces estaminets annexes et dépendances de lieux de débauche avec des établissements ordinaires. Il était défendu d'y employer des domestiques mâles. On a dû revenir sur cette décision, principalement en ce qui touchait les maisons de tolérance de la banlieue et du voisinage de l'école militaire, *afin que la présence de ces individus empêchât de violenter les filles*. La suppression de ces annexes faciliterait la clandestinité de la prostitution et la reporterait dans les hôtels et les cabarets. »

Appelons les choses par leur nom.

Ces domestiques mâles, dont la présence empêche de violenter les filles, sont à proprement parler des souteneurs, et ces maisons de prostitution, où il est permis de servir à boire, doublent par l'ivrognerie les séductions et les dangers de la débauche.

L'homme ivre est livré à la prostituée, puis il est à la merci du souteneur.

Assurément si la nécessité de tolérer la prostitution est démontrée, rien ne prouve qu'il faille l'aggraver par le souteneur et par l'ivrognerie. Le Dr Jeannel affirme que l'existence de ces maisons à estaminet est déshonorante pour l'administration. D'après lui, rien ne saurait justifier des établissements où le soldat et l'ouvrier sont régulièrement démoralisés et dépouillés, où l'homme, affaibli par l'ivresse et par la débauche, devient la proie des scélérats qui font métier d'empêcher qu'on ne violente les filles après avoir trinqué avec elles. Il proteste avec indignation contre l'étrange sollicitude qui maintient ces maisons au voisinage de l'école militaire et soutient que l'ordre public et l'hygiène sont intéressés, non pas à ce qu'on les conserve, mais à ce qu'on les fasse disparaître. Ces bouges sans enseigne et sans nom, ouverts à nos jeunes soldats afin qu'ils puissent aller s'énivrer dans les bras des plus ignobles prostituées et sous l'œil des souteneurs, sont indignes d'une société civilisée.

Ce qui précède peut donner une idée de l'étendue et de universalité du fléau alcoolique. Complétons cette rapide exposition, qui pourrait remplir des volumes, par quelques données statistiques.

Dans la maison de Charenton le nombre des femmes aliénées par suite d'ivrognerie était à celui des hommes comme 1 est à 4.

M. Leudet, en comparant la fréquence des accidents dus

aux boissons alcooliques dans les deux sexes pour la ville de Rouen, a trouvé que le quart s'observait chez les femmes.

Les statistiques de la prison du comté de Manchester (la *Tempérance* 1874, 3) sont véritablement frappantes. Cette prison reçoit tous les criminels de Salford, à l'exception seule de ceux de la cité de Manchester pour lesquels il existe une prison spéciale. Pendant l'année finissant le 29 septembre 1869, les condamnés pour cause d'ivrognerie ont été au nombre de 2003 soit 1324 hommes et 679 femmes.

En 1870......	2322 condamnés	1518 hommes	804 femmes.
En 1871........	2332 —	1603 —	729 —
En 1872........	2784 —	1900 —	884 —
En 1873........	3208 —	2095 —	1113 —

En 1869 le nombre total des condamnations pour toutes causes a été, à Manchester, de 6532 frappant 4900 hommes et 1632 femmes, en 1873 ce nombre a été 7210 frappant 5051 hommes, et 2159 femmes. Nous voici en présence d'un fait lamentable. En quatre années le nombre des femmes condamnées s'est élevé de 1632 à 2159. C'est que l'ivrognerie augmente d'une manière effrayante parmi les femmes — de 60 pour cent en quatre ans — et que celles qui boivent ainsi sont poussées, par là, à commettre toute sorte d'autres crimes.

Plutarque dit dans son parallèle des lois de Numa et de Lycurgue que, dans les premiers âges de Rome, il était absolument interdit aux femmes de goûter du vin ; et d'autres auteurs anciens rapportent qu'en pareil cas elles étaient punies de mort, exactement comme si elles s'étaient rendues coupables d'adultère, « parce que l'habitude de boire des boissons enivrantes était considérée comme le commencement de l'adultère ». Quand les législateurs anglais seront-ils aussi éclairés, à cet égard, que Romulus et Numa? Quand défendront-ils aux femmes de faire usage des liqueurs empoisonnées? Le fait que je viens de mentionner prouve clairement que les anciens Romains attachaient bien plus d'importance à l'innocence, à la pureté et à la vertu de leurs femmes que ne le font les chrétiens modernes. Il était très rare à Rome de voir une femme ivre ; en Angleterre, dans une seule prison, un seul observateur en a vu passer plus de trois mille.

Dans la prison municipale de Liverpool, pendant l'année finissant au 30 septembre 1873, le nombre des condamné, écroués a été de 12420 dont 5747 hommes ; et, chose horribles 6673 femmes. Sur ce chiffre énorme de condamnations, neuf pour dix reconnaissent pour cause première l'ivresse ou l'alcoolisme des femmes.

CHAPITRE DEUXIÈME.

PUBERTÉ — MENSTRUATION — MARIAGE
GROSSESSE — ACCOUCHEMENT — ET ALCOOLISME

I

Pendant les premières années de la vie les deux sexes semblent confondus sous quelques uns de leurs rapports extérieurs et cette ressemblance trompeuse ne s'évanouit que lorsque la nature révèle à chacun le secret de sa destination.

Alors l'enfant, être équivoque et sans sexe, présente de nouveaux aspects. Chez l'homme les formes primitives communes disparaissent rapidement. Chez la femme on les voit au contraire se développer, se coordonner, s'adapter enfin merveilleusement à leur destination naturelle.

C'est peut-être à cette époque de la vie que la sensibilité de la femme est le plus étrangement tourmentée en sens contraire. C'est aussi à n'en pas douter une des périodes les plus orageuses de son existence.

Après un certain temps, variable suivant un très grand nombre de circonstances, au milieu d'une perturbation profonde dans les goûts, les habitudes et le caractère de la jeune fille, la nature, sans se préoccuper autrement de ses soupirs et de ses larmes, continue paisiblement le travail de transformation successive qui doit aboutir à la première apparition du flux menstruel.

— Désormais l'utérus, en pleine possession de sa vie propre, va porter au loin dans tout l'organisme ses effets sympathiques et ses réactions mystérieuses. Le système nerveux revêt les attributs de la susceptibilité la plus accentuée. La femme atteinte par l'hémorrhagie menstruelle présente une irritabilité excessive, son imagination prend une activité insolite, quelquefois même désordonnée, les vésanies éclatent, et chez les sujets prédisposés, les attaques d'hystérie ou d'épilepsie apparaissent ou se renouvellent. On constate aussi des caprices singuliers, des goûts bizarres, et un changement dans le caractère, qui devient enclin à la tristesse, à l'irascibilité, à l'hypocondrie, etc.

Mais pendant les transformations qui aboutissent à la menstruation, il n'est pas rare que la petite fille déjà si malheureuse ne rencontre encore dans l'usage des boissons alcooliques la source de nouveaux tourments.

Notre attention a été appelée sur ce fait par une dame d'une grande intelligence et d'une haute piété, qui, mère de deux jumeaux admirablement élevés, a dû se préoccuper de toutes les questions qui peuvent intéresser l'enfance et l'adolescence. Vivant dans une contrée où l'alcoolisme règne en maître absolu, elle a remarqué bien des fois que les habitudes alcooliques des jeunes filles et des petits garçons étaient ouvertement favorisées par les parents, et cela, non pas seulement parmi les ouvriers des campagnes, mais encore chez les gens les plus aisés, les plus instruits et les plus recommandables.

Nous avons vu nous-même bien des fois des femmes, des mères encourager ce que l'on pourrait appeler les débuts alcooliques de leurs filles. D'habitude c'est après un de ces repas plantureux dont la Normandie semble avoir conservé le secret. La mère, après avoir vidé son verre, y verse quelques cuillerées d'eau-de-vie de cidre et les porte aux lèvres de l'enfant qui proteste énergiquement d'abord, puis se décide à boire aux applaudissements frénétiques de la joyeuse assemblée. Un convive fait observer que la jeune buveuse n'a pas grimacé ; un autre qu'elle a bu jusqu'à la dernière goutte.

L'enfant toujours flatté d'attirer à lui l'attention, surtout quand elle se traduit par des éloges, promène un sourire discret et important sur toutes ces faces enluminées et demande une deuxième, une troisième épreuve, dont il sort toujours vainqueur. La mère radieuse reçoit, les larmes aux yeux, les félicitations des convives.

Cependant, à cet âge tendre, l'alcool produit d'effrayants résultats. Sans vouloir aborder dès à présent l'étude des conséquences de l'alcoolisme, nous devons signaler deux dangers à peu près inévitables qui menacent l'enfant-fille soumis au régime de l'eau-de-vie :

1º Précocité de la menstruation ;

2º Apparition ou progrès de l'onanisme.

Ces deux conséquences paraissent résulter de l'exaltation de l'imagination de la jeune buveuse sous l'influence des boissons spiritueuses.

— L'alcool a la propriété de faire parcourir à la femme avec une rapidite surprenante toutes les phases de son existence.

Grâce à lui l'enfant disparaît vite dans la fillette, la fillette à peine jeune fille devient femme et la femme est saisie par la vieillesse au moment même où elle devrait s'épanouir.

La menstruation précoce est presque toujours aussi chez les enfants buveurs une menstruation douloureuse.

On sait, dit le docteur Lancereaux, que ce qui est vrai dans l'ordre anatomique l'est encore dans l'ordre physiologique. L'ivrogne même jeune a peu de force musculaire, il tremble, ses facultés génésiques et intellectuelles sont affaiblies, il excrète peu d'urée et d'acide carbonique. Au point de vue pathologique la ressemblance n'est pas moindre : les maladies aiguës qui surviennent chez les alcooliques ont non seulement les allures, mais encore la gravité de ces mêmes maladies chez le vieillard. Qu'un homme jeune, et néanmoins sous le coup de l'intoxication chronique par l'alcool, contracte une pneumonie, cette affection aura, comme chez le vieillard, de la tendance à envahir les sommets du poumon et à suppurer ; en outre elle sera accompagnée d'un certain degré d'agitation, de délire, d'hallucinations, de symptômes ataxiques et adynamiques, enfin d'une dépression générale des forces qui sera trop souvent suivie de mort. Ces considérations vraies pour la pneumonie sont applicables à la plupart des maladies, et de là ressort cette conséquence pratique que les maladies aiguës de l'individu alcoolisé, comme celles du vieillard, donnent lieu à des indications spéciales et réclament des soins particuliers.

Retenons de cette citation intéressante que l'*alcoolique est un vieillard* et *l'alcoolisme une vieillesse anticipée*.

— Les libations de la table de la famille, exerçant leur influence sur les jeunes filles nerveuses dont l'imagination est toujours prête à s'exalter, ont aussi pour conséquence inévitable et immédiate l'apparition ou le développement de l'onanisme. Quelques heures après avoir bu, aussitôt qu'elle peut échapper à tous les regards, la jeune fille se livre à sa passion. On voit alors ces êtres à peines-formés, maigres malgré leur bon appétit, à la figure pâle, aux yeux cernés, susceptibles et débiles, inaptes au travail intellectuel, s'enfoncer de plus en plus dans la voie pernicieuse de l'onanisme, contracter même ces liaisons intimes qui les rendent indifférentes plus tard dans le mariage et sont la source de tant de maux.

Remontez dans la vie de ces jeunes dépravées, vous trouverez presque toujours à l'origine un excès alcoolique et une mère inconsciente qui l'a toléré.

Dans certains états morbides, par exemple dans la chlorose, certaines jeunes filles se sentent disposées à abuser de l'alcool, d'autres se mettent facilement à boire au moment des règles. Pendant la grossesse ou à l'époque de la menopause, bien des femmes ont à lutter contre les mêmes tendances.

L'intempérance des femmes débute donc fréquemment avant le mariage.

On connait l'importance considérable du moment de la conception sur les destinées ultérieures de l'être futur. — Tristam Shandy attribuait la bizarrerie de son esprit à une cause très légère qu'il expliquait de cette façon humoristique; « Je l'ai toujours dit : il aurait été à souhaiter que mon père ou ma mère, et pourquoi pas même tous les deux, eussent apporté quelque attention à ce qu'ils faisaient quand il leur plut de me donner l'existence. Ils y étaient également obligés. Eh ! pouvaient-ils réfléchir trop mûrement sur les conséquences de l'important ouvrage dont ils s'occupaient en ce moment.

Il ne s'agissait de rien moins que de la production d'un être raisonnable. Les heureuses proportions de son corps, son tempérament, son génie, la tournure de son esprit, et peut-être même la fortune de toute leur maison étaient autant de points capitaux qui dépendaient de la disposition des humeurs dont-ils étaient dominés dans cet instant décisif.

Oui, s'ils eussent agi en conséquence, je suis persuadé que j'aurais figuré dans le monde tout autrement que je ne fais et que je ne ferai vraisemblablement le reste de mes jours.

Croyez-moi, bonnes gens, ceci est un point beaucoup plus essentiel que vous ne le pensez. Vous avez sans doute entendu parler de certains esprits qu'on nomme esprits animaux, vous savez sans doute aussi comment s'en opère la transfusion de père en fils. Eh bien ! je vous donne ma parole que de dix parties du bon sens ou de la bêtise d'un homme il y en a neuf qui dépendent du mouvement de l'activité et des directions différentes que vous leur faites prendre au moment dont je parle.

— Mon ami, dit ma mère, n'auriez-vous point par hasard oublié de monter la pendule?

— Mon Dieu, dit mon père, en modérant la voix, est-il jamais arrivé depuis la création du monde qu'une femme ait interrompu un homme par une question aussi sotte ? »

Cela est fort plaisant mais renferme aussi, nous n'en doutons pas, une parcelle de vérité.

Velpeau a cité comme exemple de conceptions vicieuses des cas dans lesquels ont été mis au monde des êtres informes produits inachevés destinés à mourir le jour même de leur naissance.

L'ivresse du jour des noces amène la naissance d'enfants atteints d'idiotie, d'épilepsie, d'hystérie, etc.

OBSERVATION V. — Dans le canton de R... le nommé L... épouse une femme non alcoolique n'ayant pas d'ancécédent morbibe. Il en a trois fils, l'aîné et le plus jeune jouissent d'une parfaite santé. Le troisième est atteint d'une singulière affection. Aussitôt qu'il boit de petites quantités d'eau-de-vie, il se roule sur le sol, mange de la terre, puis partant tout à coup, il s'en va courir dans les champs, sauter des haies pendant plusieurs heures. Nous l'avons entendu maintes fois hurlant pendant la plus grande partie de la nuit, non loin des habitations. Enfin, criblé de blessures qu'il ne sent pas, il lance des pierres aux passants qu'il croit voir, grimpe sur les arbres, se met de nouveau à courir et finit par tomber à terre sans connaissance, l'écume à la bouche. La mère l'a conçu étant ivre morte.

Dans le même canton nous connaissons trois idiots, fils de mères qui conviennent sans la moindre difficulté, qu'elles étaient en état d'ivresse pendant la conception.

On peut voir par ces exemples et par bien d'autres que l'on trouve dans les auteurs spéciaux que les anciens avaient quelque raison d'interdire aux femmes l'usage du vin le jour de leurs noces.

— Le mariage accompli, la nature qui avait caché jusque-là l'objet de ses vues sous le voile des voluptés arrive enfin à son but : La grossesse commence.

La femme enceinte devient l'objet du respect de tous.

Souvenons-nous qu'à Athènes et à Carthage le meurtrier

échappait au glaive de la justice s'il parvenait à se réfugier dans la maison d'une femme enceinte.

Lycurgue assimilait avec raison les femmes mortes en couches aux guerriers tombés sur le champ d'honneur et leur accordait des inscriptions sépulcrales.

Appolonius rapporte que dans le royaume de Pannonie les femmes enceintes étaient l'objet d'une telle vénération que celui qui en rencontrait une sur son chemin était obligé, sous peine d'amende, de l'accompagner et de la reconduire jusqu'au lieu où elle se rendait.

A Rome, où tous les citoyens étaient obligés de se lever et de se déranger au passage d'un magistrat, les femmes enceintes étaient dispensées de cette marque de respect.

Il est assurément très regrettable que dans notre société qui affiche extérieurement une sorte d'exagération dans tout ce qui tient à la galanterie, on se soit par trop relâché de cette vénération et de ce respect religieux, qui semblent avoir signalé tous les peuples antiques.

Il se peut que cela provienne de ce que les femmes ont généralement renoncé aux habitudes de tempérance et de réserve si indispensables à la période de gestation. On a perdu peu à peu le respect du temple, à mesure que le temple oubliait sa dignité et sa grandeur.

Pendant la grossesse, la moindre cause agit sur l'organisme de la femme, l'odeur d'une fleur l'exaspère, un rien prend des proportions incroyables. On peut supposer de combien de calamités sera atteinte la malheureuse qui se livre à l'ivro-gnerie jusque dans les derniers jours de la grossesse. On peut penser quelle puissance elle aura sur ses passions et comme elle goûtera cette tranquillité d'âme si indispensable pourtant.

II.

Nous voudrions maintenant faire assister le lecteur à une de ces scènes épouvantables que l'on n'oublie plus quand on en a été le témoin, nous voulons parler de l'accouchement dans une famille alcoolique.

Voici la relation exacte et minutieuse d'un accouchement auquel nous avons assisté dans une petite commune du canton d'A... arrondissement de Domfront, Orne. On verra ce que peut devenir cet instant solennel, qui, généralement, est le signal d'une religieuse émotion dans la pauvre chaumière comme dans le palais.

Observation VI. — Le 3 décembre 1883 vers dix heures du soir, par une pluie très-forte, un alcoolique, fils d'alcoolique, que je connaissais depuis quelque temps, vint me chercher pour l'accouchement de sa femme.

Après deux heures de trajet dans les chemins creux, après avoir évité bien des blocs de granit et avoir traversé d'énormes flaques d'eau à la clarté incertaine d'une mauvaise lanterne, nous arrivons au domicile de mon guide.

Inutile de dire que les commères sont là, impassibles à leur poste d'honneur, buvant du café additionné d'eau-de-vie. Chacune propose un moyen infaillible de hâter la venue de l'enfant. Celle-ci préconise la marche, celle-là le repos, une troisième un verre d'eau-de-vie, une autre enfin une rôtie de vin.

Au risque très réel de nous créer des inimitiés inexorables nous parvenons à nous débarrasser d'une bonne partie de cet entourage encombrant et nous examinons la patiente couchée sur son sac de paille.

— Rien de particulier, il faut attendre, répondre avec douceur aux questions les plus saugrenues et tirer de tous ces êtres, déjà surexcités par l'alcool, une conduite et une attitude inoffensives.

Le mari continue les libations de la journée précédente, il s'impatiente. Peu à peu il en vient à exprimer ses regrets d'avoir été chercher un médecin qui se croise les bras au lieu de faire l'accouchement.

Le temps s'écoule, des voisines entrent, prennent leur tasse de café, leur petit pot d'eau-de-vie, crient un peu, donnent un avis et s'en vont très satisfaites d'elles-mêmes. La pluie et le vent font rage au dehors ; l'eau des gouttières détrempe le sol de la chambre où elle forme quelques flaques d'eau qu'une bonne vieille balaie de temps en temps pour protéger les pieds nus de la malade.

Le mari est passé dans la pièce voisine, on l'entend ronfler, quand le vent s'apaise, sur le lit de l'étable.

On frappe à la porte. C'est un jeune gars des environs, un cousin, je crois, à la voix éraillée, à l'aspect farouche, qui vient pour embrasser la victime.

Certaines femmes, s'apercevant que le nouveau venu a une démarche passablement incertaine, proposent de le laisser dehors ; d'autres, plus prudentes, affirment *qu'il n'a rien de trop* ; il entre.

Justement le café se trouve chaud (je le crois d'autant plus que je l'entends bouillir depuis un quart heure), le cousin, les pseudo-sages femmes, le mari qu'on a été réveiller, et la femme en couches absorbent une pinte d'eau de-vie en moins de temps qu'il n'en faut pour l'écrire.

Cependant le jour commence à paraître, et il paraît bien tardivement en décembre, surtout quand on fait un accouchement ; le cousin est parti après avoir jeté sur nous un fier regard curieux et méprisant, je crois même qu'en passant la porte il a eu, à notre intention, un haussement d'épaules très significatif.

Le travail marche cependant, déjà les douleurs ont changé de nature, les cris deviennent déchirants. On entend des appels désespérés à toutes les bonnes Vierges de la contrée. La mère est à genoux ; à la lueur de l'unique pauvre chandelle qui nous éclaire, j'aperçois l'aïeule dans un coin récitant son chapelet devant l'image de notre dame des Tourailles. Touchantes manifestations d'une foi ardente interrompues d'un instant à l'autre par quelque grossièreté sordide !

Le mari, qui avait disparu rentre en titubant et veut se coucher près de sa femme. Pendant qu'elle le repousse avec horreur nous apprenons d'elle que la veille, étant en état d'ivresse, *il a réclamé de force l'exercice de tous ses droits.*

Les femmes déclarent simplement que c'est mal et citent de nombreux cas analogues. Quelques éructations s'entrecroisent dans l'atmosphère empoisonnée de la petite chambre. L'homme repoussé essaye de regagner l'étable, bientôt nous l'apercevons couché à terre sur un balai renversé tandis que l'eau tombe goutte à goutte sur son dos.

Enfin, l'enfant va venir, accroupi à terre, nous attendons la fin de notre supplice avec la résignation que donne l'espérance. Voilà la tête ! et quatre bras s'allongent pour tirer dessus. Refoulées vivement dans un coin, les commères causent bas entre elles, nous distinguons les oscillations de leurs bonnets de coton pendant que nous terminons la délivrance.

Alors voisins, voisines, cousins, oncles, neveux, ouvriers se rendant au travail, remplissent la chambre, et on fête sur l'heure l'arrivée du jeune gars par de copieuses libations.

Nous rentrons chez nous à midi. C'est le moment où le mari fait ses invitations pour le baptême et renouvelle sa provision d'eau-de-vie.

Pauvre être qui viens prendre ta place au milieu de nous, quand nous te retrouverons dans quelque vingt ans, pâle, débraillé, couché le long d'un chemin, nous saurons, crois-le bien, nous montrer plus attendri qu'indigné par commisération pour ton berceau !

Mais si tu n'es pas le vrai coupable, il y a un coupable.

Que n'avions-nous dans cette nuit ignoble, comme second spectateur de tant de misères, un de ces hommes d'élite qui manient avec tant de perfection la plume du moraliste et du romancier ? Pourquoi faut-il que ces drames de la vie intime n'aient pas un narrateur autorisé, capable d'en exprimer toute l'horreur et d'en fouetter au visage la *société indifférente !*

CHAPITRE TROISIÈME

ALLAITEMENT ET ALCOOLISME.

> Après que le petit enfant est
> nó une vraie mère le doibt nourrir
> et alaicter de sa mamelle, qui
> est la belle fontaine que dame
> nature, sage et provide, a préparée
> à cet effet. Et quel passe temps
> plus grand pourroit avoir une
> femme en ce monde que celui
> qu'elle en ha en alaictant ses
> petits enfants desquels le petit
> patois et gergon gracieux, la dif-
> ficulté de la prolation de leurs
> mots, le rys sonef amoureux, la
> joyeuseté qu'ils donnent à la
> maison, passent tous les badins
> du monde.
>
> PATRICE DE SÉNÈS
> ÉVÈQUE DE GAÈTE.

L'allaitement est une fonction qui fait partie, elle aussi, de la condition normale de la femme.

Il favorise la santé, conserve les attributs du sexe, protège contre les bizarreries de l'imagination et contribue, dans une large proportion, par les soins et les inquiétudes qu'il provoque à élever le sentiment maternel à sa plus haute expression.

Si quelquefois, jamais impunément, l'homme se permet de troubler de sa main hardie les harmonies de la nature, il semble qu'il doive, ici du moins, s'interdire une semblable témérité, puisque deux êtres dans le présent et dans l'avenir, doivent fatalement en supporter les conséquences.

La conception et la grossesse, filles du plaisir, ne sauraient fonder les droits d'une mère à la tendresse de son enfant.

Ces droits appellent une sanction plus noble ; nous la trouvons dans les vicissitudes de l'allaitement.

« Quæ lactat mater magis quam quæ genuit. »

Pendant la grossesse, la nature, sans prendre votre assentiment, sans s'arrêter à vos caprices, vous force à nourrir votre enfant de votre sang : après la naissance, oserez-vous tarir la source qu'elle a préparée pour lui?

Quel usage ferez-vous de votre volonté maintenant qu'elle peut intervenir?

En vérité, c'est débuter bien tristement dans la carrière de la maternité que de refuser à son enfant la première chose que vous avez le pouvoir et le devoir de lui donner.

Hâtons-nous d'ajouter sans rappeler les imprécations des philosophes que cette dépravation initiale de la mère entraine à sa suite des malheurs incalculables. « Que les femmes redeviennent mères disait Rousseau, bientôt les hommes redeviendront pères et maris. »

— Il importe toutefois de remarquer qu'il est des cas de plus en plus nombreux où l'allaitement maternel cesse d'être un devoir et commence à devenir une faute, nous oserions presque dire, un crime, en songeant à ces malheureux qui traînent une existence désolée parce qu'une mère aimante et inconsciente n'a pas voulu éloigner de leurs lèvres une source empoisonnée :

Rien n'est pénible comme de lutter contre la mère qui veut nourrir son enfant.

Dans nos contrées nous avons rarement à déconseiller l'allaitement maternel par la simple raison que les mères préfèrent l'allaitement au biberon qui sauvegarde mieux leur liberté et leurs goûts.

M. Bergeron, président de l'académie de médecine, au cours

d'un rapport, trop élogieux d'ailleurs, qu'il a consacré à l'examen d'un de nos travaux antérieurs, dit qu'il attribue à l'abandon de l'allaitement dans la basse Normandie une large part dans l'extension de la scrofule et dans la diminution de la population.

Avec tout le respect dû à une autorité aussi imposante, nous aurons à examiner cette question et à la soumettre à la sanction de la statistique.

On sait que toute femme qui, par une consanguinité directe ou rapprochée, appartient à une race scrofuleuse, phtisique ou tuberculeuse, névropathique, cancéreuse, rachitique, goutteuse ou syphilitique n'a pas le droit de nourrir son enfant.

Nous en dirons autant de la femme adonnée à l'alcool et surtout de la femme alcoolique à un degré quelconque.

Lorsque, dans une contrée, l'alcoolisme exerce des ravages généraux, nous pensons que l'enfant a déjà trop du sang de sa mère.

Cette question délicate et complexe intéresse au plus haut point la pratique courante dans une vaste région.

— Quel que soit le mode d'allaitement adopté parmi nous, on peut dire que les enfants sont soignés aussi mal que possible. La routine est toujours là, veillant au chevet des accouchées, et montrant au médecin qu'il est plus facile dans notre patrie de diriger scientifiquement les questions d'éducation et d'entraînement dans l'espèce chevaline que dans l'espèce humaine. (L. Guyot.)

Le ficelage des nouveau-nés est devenu un art que les matrones se transmettent de génération en génération.

On emploie peu ici cette bande interminable connue sous le nom de serre-tête qui donne à certains crânes la forme de pains de sucre, au risque de créer des embarras aux anthropologistes de l'avenir, mais en revanche le corps et les jambes sont solidement garrottés.

Le lavage est à peu près inusité, mais la promenade au grand air par tous les temps se pratique peu de jours après la naissance.

On n'a pas encore compris que l'enfant qui vient de naître ne demande que la liberté, la chaleur, la propreté et le lait d'une bonne mère ou d'une bonne vache.

Oui, d'une bonne vache : car si nous ne pouvons pas dire ici comme dans les villes « La mamelle se meurt, la mamelle est morte ! » nous savons à n'en pas douter que l'usage de l'eau-de-vie a pris une telle extension qu'il est presque impossible de rencontrer une mamelle qui ne soit pas empoisonnée.

Mais pour tout ce qui touche à l'eau-de-vie l'aveuglement est tel que, non seulement on reste convaincu de son innocuité mais on l'emploie comme un remède à tous les maux.

C'est souvent le jour même de sa naissance que l'enfant est contraint d'avaler la petite cuillerée d'eau-de-vie de cidre destinée à frayer la route pour tant d'autres.

On raconte que la reine Jeanne, cédant au désir d'Henri d'Albret, son père, vint de Compiègne au château de Pau pour y faire ses couches.

C'est le 3 décembre 1553 que Henri IV, la gloire de notre Midi et de la France, vit le jour.

Son aïeul fit chanter à Jeanne des vers béarnais pendant les douleurs de l'enfantement ; il mit la chaine d'or, où était suspendu son testament, au cou de la princesse en lui disant : « Voilà, ma fille, ce qui est à vous et voici ce qui est à moi, » et aussitôt il prit dans ses bras l'enfant qui venait de naître, frotta les lèvres du jeune prince avec une gousse d'ail et lui fit boire du Jurançon.

Le bon grand-père en demandait trop. Il est permis de croire que c'est dans les intervalles des douleurs que Jeanne chantait :

> *Nousto damo deu cap deu poum*
> *Adjudad mé a d'aquesto horo, etc.,*

enfin il avait tort d'oublier que l'enfant est tout à la mère, quelle que soit la situation sociale ou le pays. Quant au petit Béarnais s'il eût pu exprimer son avis autrement que par une grimace significative, il est probable qu'il eût préféré le sein de Jeanne à la gousse d'ail et même au vin de Jurançon.

— Si nous nous sommes attardé à raconter cette vieille histoire, c'est parce que souvent elle est invoquée pour la justification de certaines pratiques bizarres ou dangereuses. On se croit obligé d'agir avec le nouveau né comme avec le vieil ami que l'on rencontre dans la rue. Un peu plus on lui adresserait la même phrase sacramentelle : « Que prenez-vous aujourd'hui ? »

Veuillez vous souvenir que vous n'avez rien à offrir à l'enfant qui vient de naître, ni vin, ni eau sucré, ni cidre, ni eau-de-vie, ni rhum. En lui donnant à boire vous risquez de provoquer des vomissements par la raison très simple que le nouveau né ne sait pas boire, mais en revanche il sait admirablement téter.

Si donc vous n'avez pas de germe morbide, si vous n'êtes pas alcoolique, empressez-vous de mettre l'enfant au sein ; le plus tôt sera le mieux.

Contrairement à ce qui se fait d'habitude, il serait de toute utilité que nos enfants, depuis leur naissance jusqu'à la fin du sixième mois, fussent exclusivement alimentés avec du lait. Pendant toute cette période leur estomac et leurs intestins ne peuvent digérer encore ni les soupes ni les bouillies. Il conviendrait également de ne point laisser passer le colostrum sans en faire usage, car il est assez probable que, si la nature l'a élaboré pour les premières heures de la vie extra-utérine il doit avoir son utilité. Au lieu de cela nous voyons tous les jours des mères attendre patiemment la fièvre de lait pour offrir leur sein distendu à leur nouveau né sans s'inquiéter outre mesure du jeûne prolongé qu'elles lui imposent.

Nos femmes devraient aussi, lorsqu'elles allaitent, éviter de fréquenter ces réunions intimes où elles ont l'habitude de se rendre *quand les maris sont aux champs*, emportant sous leur tablier une petite provision d'eau-de-vie de cidre. Ce serait un moyen de ne pas s'exposer à perdre le calme et le sang-froid indispensables à une nourrice qui a quelque souci de la santé de son enfant.

Un jour le hasard nous conduisit dans un de ces nids de buveuses. Une femme était occupée à donner à son enfant un mélange d'eau-de-vie et de café. Nous pouvons affirmer après dégustation que le café ne dominait pas.

Ayant voulu défendre le bambin qui semblait nous donner raison par l'expression de ses traits quelque peu allongés par l'entérite, ces dames protestèrent toutes ensemble et nous eûmes la satisfaction d'apprendre par elles que ces pratiques incendiaires étaient légitimes, fondées et souvent même indispensables. L'une d'elles affirma que l'eau-de-vie tuait les vers des petits enfants et le gros de la troupe se porta garant de cette assertion avec de nombreuses preuves à l'appui.

Il est au moins singulier de remarquer que dans nos pays à alcoolisme les affections vermineuses de l'enfance sont extraordinairement fréquentes. Nous eûmes garde de présenter cette remarque à nos buveuses, qui sans aucun doute, auraient conclu qu'on n'usait pas assez copieusement de leur remède favori.

Les libations des nourrices altèrent profondément la composition du lait. Ce liquide dérivé du sang est remarquable par son excessive variabilité et s'il est certain que les idiosyncrasies, l'âge du lait, son séjour plus ou moins prolongé dans la mamelle, les fonctions génitales, exercent sur lui une influence considérable, il n'est pas surprenant que les écarts de régime produisent des effets analogues. Que dire dès lors de l'usage immodéré de l'eau-de-vie?

Quels maux souvent irrémédiables ne frapperont pas un enfant buvant le lait d'une nourrice alcoolisée?

— L'ivresse présente des inconvénients d'un autre ordre.

On lit dans le bulletin *la Tempérance* : — Dans la journée d'avant-hier 17 juin 1875, Françoise L... rentrant chez elle dans un état complet d'ivresse se coucha près de sa fille Marie, âgée de six mois environ et qu'elle nourrit elle-même.

L'enfant s'étant mis à crier, la mère lui donna le sein et s'endormit en l'allaitant.

Quand elle se réveilla vers sept heures du soir elle s'aperçut que sa fille se débattait sous son corps en faisant entendre un râlement étouffé. Malgré les vapeurs de la boisson la malheureuse comprit qu'elle avait dû rouler sur sa fille et par le poids de son corps, l'étouffer lentement.

Se traînant hors de chez elle la femme L... appela au secours, mais avant qu'on eût pu appeler un médecin, l'enfant avait cessé de vivre.

— Le gros cidre, le vin pur que boivent les nourrices privent les enfants de tout repos, l'eau-de-vie entraîne des convulsions et nous sommes souvent obligé de conseiller l'allaitement au biberon à toutes les mères qui ne renoncent pas absolument à l'alcool, soit aux neuf dixièmes des mères !

Si nous avions à proposer une boisson à nos nourrices nous choisirions la bière. Cette boisson a une haute valeur par ses propriétés sédatives du système nerveux qu'elle doit au houblon et au lupulin qu'elle renferme. On lui attribue également en raison de ses phosphates une influence salutaire sur le développement du système osseux et du système musculaire, et, comme preuve à l'appui de cette opinion, on cite les populations du Nord. Ce qui est incontestable, c'est l'influence des phosphates dans la nutrition.

Parmi les nourrissons confiés aux femmes de la campagne, ceux qui sont allaités dans les départements où la bière est d'usage populaire offrent la mortalité la moins élevée et c'est dans les pays à cidre que cette mortalité est le plus considérable. On sait que ce n'est pas le cidre qu'il faut incriminer, mais bien l'eau-de-vie de cidre.

Les nourrices qui ne boivent que de la bière ont généralement des enfants vigoureux et leurs nourrissons sont moins irritables que ceux des mères qui font usage du vin.

Bien des nourrices excitées par la soif qui accompagne l'allaitement prennent la mauvaise habitude de consommer beaucoup de vin sucré pour augmenter leurs forces. Combien de fois n'a-t-on pas vu dans ces cas les nourrissons contracter des affections convulsives dont on pouvait rationnellement faire remonter la cause à l'intempérance des nourrices !

L'usage de la bière est ici tout à fait indiqué. Elle désaltère et fortifie sans avoir les inconvénients du vin. Elle favorise la lactation. Par le lupulin qui s'y trouve elle agit comme calmant de l'éréthisme génital et par conséquent elle est spécialement applicable dans l'espèce. Enfin lorsque les seins de la mère s'épuisent prématurément la bonne bière est le meilleur tonique que l'on puisse prescrire pour relever les forces et ramener la secrétion du lait.

De même lorsqu'une mère ne paraît pas présenter les conditions désirables pour allaiter elle-même son enfant, on se trouvera bien dans beaucoup de cas de la mettre pendant les trois ou quatre derniers mois de la grossesse à l'usage de la bière et surtout d'une bière de qualité irréprochable dont la composition soit invariable.

On peut consommer entre autres la bière de Schutzenberger qui vient de Schiltigheim près de Strasbourg et celle de Tortel de Tantonville, près Nancy.

Dans les grandes villes le bon lait fait souvent défaut. Les nourrices inspirent peu de confiance ; celles qui ont du lait ont une maladie particulière ; celles qui sont assez saines ont le sein aride. On se trouve souvent obligé de susbtituer au lait de la mère le lait de vache auquel on ajoute un peu de sucre et un peu d'eau. Mais il arrive aussi qu'on a de la peine à trouver du lait non falsifié et on redoute avec raison les fécules. Le professeur Moleschott conseille alors de battre simplement le jaune d'œuf avec de l'eau sucrée. Vous obtenez une émulsion qui, d'après lui, peut remplacer le lait avec avantage. Il paraît qu'avec cette matière d'où le petit poussin tire son corps on a obtenu des enfants magnifiques.

Malgré la grande autorité physiologiste du professeur de Turin, nous sommes tenté de considérer son composé comme ne valant guère mieux que celui de Liebig justement discrédité par les paroles suivantes de Poggiale: « Ce composé diffère entièrement du lait de femme par ses propriétés physiques, sa saveur, son odeur, sa teinte, sa consistance et sa composition chimique. Il n'est pas permis de supposer que dans l'alimentation des nouveau-nés il remplira le même rôle physiologique que le lait de femme. Je le repousse de toutes mes forces, et si l'allaitement maternel fait défaut, s'il faut recourir au biberon, je préfère le lait de vache, dont les propriétés sont à peu près les mêmes que celles du lait de femme. »

D'ailleurs la composition des différents laits est telle que nous voyons journellement un animal vivre du lait d'une autre espèce. Le lait de vache a amené bon nombre de poulains à leur entier développement. On rapporte à ce propos l'histoire d'une chatte qui, privée de ses petits avait continué à nourrir de petits rats dont elle avait dévoré la mère. Tout alla bien pendant quelque temps, puis la bonne mère devint bonne chatte et dévora ses enfants d'adoption.

Dans les riches campagnes normandes nous n'avons pas à craindre de manquer de bon lait de vache. Nos plantureux herbages constituent pour nos animaux des pâtures permanentes que rien ne saurait remplacer. Nous possédons vraisemblablement les meilleurs laits et les meilleurs beurres de l'univers.

— Dans ces conditions devons-nous conseiller l'allaitement maternel?

— Pouvons-nous préférer au lait de vache celui des buveuses d'eau-de-vie ?

Dans l'Orne l'allaitement au biberon est toujours mal pratiqué, les enfants tètent trop et vomissent sans cesse. Le biberon n'est qu'imparfaitement nettoyé. Le lait, susceptible, comme on sait, aux moindres contaminations est manié sans ménagements. Après cela il est presque inutile d'ajouter que les enfants souffrent beaucoup de cet état de choses. Enfin la gastro-entérite survient à la suite de l'alimentation prématurée.

Malgré ces conditions défavorables la statistique confirme

nos idées et nous porte à conseiller hardiment l'allaitement au biberon.

Dans une première commune de notre clientèle (Orne) dans une période déterminée nous trouvons:

(A). Enfants élevés au sein, 75 p. 100.

Enfants élevés au biberon, 24 p. 100.

— Nombre de décès dans les trois premières années de l'existence, 15 p. 100.

(B). Dans la commune de S^{te} H.

Enfants élevés au sein, 28 p. 100.

Enfants élevés au biberon, 72 p. 100.

Mortalité, 9 p. 100.

(C). Dans la commune de S.

Enfants élevés au sein, 49 p. 100.

Enfants élevés au biberon, 51 p. 100.

Mortalité, 10 p. 100.

(D). Dans la commune de St A. S. Orne.

Enfants élevés au sein, 80. p. 100.

Enfants élevés au biberon, 20 p. 100,

Nombre de décès, 11 p. 100.

(E). Dans la commune de F-A.

Enfants élevés au sein, 72 p. 100.

Enfants élevés au biberon, 18 p. 100.

Mortalité, 17 p. 100.

(F). Dans la commune de C.

Enfants élevés au sein, 19 p. 100.

Enfants élevés au biberon, 81 p. 100.

Mortalité, 8 p. 100.

Dans la commune de Rabodanges (Orne), de 1864 à 1881, nous avons eu 114 naissances.

Pendant la même période il y a eu 182 décès.

Le nombre des enfants allaités au sein a été de 47.

Le nombre des enfants allaités au biberon a été de 67.

Pour le sein la mortalité a été de 12 p. 100.

Pour le biberon la mortalité a été de 8 p. 100.

De ces longues recherches nous pouvons conclure que dans les communes où l'allaitement au sein prédomine, la mortalité augmente. Dans les communes où l'allaitement au biberon prédomine, la mortalité diminue.

Par conséquent, l'allaitement au biberon doit être encouragé dans les pays à alcoolisme où l'on peut avoir de bon lait de vache. S'il est convenablement pratiqué il conservera deux fois plus d'enfants que l'allaitement maternel ; peut-être davantage !

CHAPITRE QUATRIÈME.

I.

HÉRÉDITÉ ET ALCOOLISME

L'ivrogne ne sème rien qui vaille.

PLUTARQUE.

L'hérédité est un phénomène en vertu duquel les ascendants transmettent aux descendants les propriétés qui leur appartiennent à un titre quelconque.

Ainsi la définition de l'hérédité physiologique ne diffère point de celle qui est admise pour l'hérédité civile réglée par nos codes; seulement celle-ci s'accomplit conformément à des lois conventionnelles, tandis que la première est régie par des lois naturelles que nous déterminons par l'observation.

L'hérédité est *directe*, quand elle provient du père ou de la mère. L'hérédité est *indirecte*, lorsque le type du père et de la mère ne se montrant pas, la ressemblance avec des parents de la ligne collatérale en occupe la place.

Si l'enfant ressemble au grand-père ou à la grand'mère ou à un parent de ceux-ci, nous disons qu'il y a hérédité *en retour*.

L'hérédité d'*influence* est celle où il y a représentation d'un conjoint antérieur dans la nature physique et morale du produit; ainsi lorsqu'une veuve met au monde un fils reproduisant les traits du premier mari mort avant la conception.

Les zootechnistes les plus autorisés rejettent l'hérédité d'influence.

Littré l'admet formellement aussi bien chez les animaux que dans l'espèce humaine; il ajoute que dans une matière aussi curieuse que l'hérédité, l'hérédité d'influence est ce qu'il y a de plus curieux.

L'hérédité se rattache à la fonction de reproduction.

Elle est liée à ce fait que les éléments anatomiques peuvent donner naissance à des éléments semblables ou déterminer dans leur voisinage la génération d'éléments de même espèce. D'autre part, les substances organiques transmettent par simple contact à des substances d'une autre espèce l'état moléculaire particulier que quelque circonstance a produit en elles. Or il est certains états généraux de l'organisme, certaines aptitudes qui ne résident évidemment pas dans un simple arrangement passager des tissus et des humeurs, mais qui ont au contraire développé une modification particulière dans tous les points de l'organisme.

D'après la propriété qu'ont les substances organiques de transmettre d'une manière lente et continue leur état moléculaire aux substances avec lesquelles elles sont en contact, il est évident que toutes les parties qui naîtront par suite du développement des premières cellules génératrices de l'ovule, seront modifiées en bien ou en mal selon l'état que celui-ci offrait lui-même.

On comprend aussi comment les spermatozoïdes ou cellules embryonnaires mâles pourront transmettre à la cellule embryonnaire femelle ou au blastoderme dont ils déterminent la naissance aux dépens du vitellus qu'ils ont fécondé, les états particuliers dont ils sont affectés et qui sont propres aux mâles dont ils proviennent. (Littré.)

Il y a deux mille ans, Hippocrate disait en somme la même chose en termes simples et clairs.

« Dans la semence même de l'homme et de la femme, tout le corps fournit. Elle vient faible des parties faibles, et forte des parties fortes, nécessairement l'enfant y correspond et il ressemble à l'un et à l'autre en quelque chose. »

Tout être est une résultante.

Les forces qui le produisent sont variables d'intensité.

Les unes sont connues, les autres soupçonnées, le plus grand nombre complètement mystérieuses.

Nous ignorons et la nature intime de ces puissances et les rapports qui les unissent, et les conditions qui peuvent les assoupir ou les réveiller, les isoler ou les confondre dans la série des générations humaines.

Comme antagoniste de l'hérédité on admet l'innéité.

Quelle sera la durée de ce mot? — Que durera, en chimie, le mot affinité? Combien de siècles s'écouleront avant de faire disparaître ces termes qui, dans toutes les sciences n'ont d'autre rôle que de cacher notre ignorance?

— Les caractères extérieurs des individus sont héréditaires comme les facultés intellectuelles et morales, comme les instincts, comme les idiosyncrasies.

Sous l'influence de conditions spéciales, l'hérédité semble disparaître ou s'élever à sa plus haute puissance. La consanguinité assure presque infailliblement la répétition dans le produit de la conception des qualités ou des défauts des ascendants.

Pour bien se rendre compte de l'importance de l'hérédité, il est bon d'insister sur les faits de transmission connus qui frappent tout le monde et que nul ne songe à contester.

Il y avait à Rome des familles appelées *nasones*, *labeones*, *buccones* du trait saillant qui dans le nez, les lèvres et la bouche, accusait sur leur visage l'influence héréditaire.

Qui n'a entendu parler du nez des Juifs et du nez des Bourbons?

La laideur, la beauté, la couleur des yeux sont transmissibles comme les anomalies des membres.

Les mutilations ne le sont pas, sans cela nous aurions vu naître des chiens sans queue et des Juifs sans prépuce.

L'idéalité, la persévérance, le courage, le savoir-faire, l'économie, la prodigalité, la charité, la bonté, la propension au vol, la propension à l'ivresse, la propension à la destruction et au crime, etc., etc., sont certainement transmissibles des parents aux enfants.

A une époque où les familles nobles occupaient une place prépondérante dans notre pays, on a pu suivre plusieurs générations et reconnaître la reproduction héréditaire de leurs qualités et de leurs défauts.

Dès le xvᵉ siècle on parlait :

De la bonté des d'Agoult,
De la libéralité des Villeneuve,
De la sagesse des Simiane,
De la foi des Foulquier,
De l'esprit des d'Oraison,
De la finesse des Grimaud,
De la vivacité des Forbin,
De la sottise des de Grasse,
De l'inconstance des de Baux,
De la légèreté des Lubières, etc., etc.

La voix populaire, plus souvent écho de vérité que d'erreur, parle sans cesse du beau sang d'une famille et du mauvais sang d'une autre.

Il est donc universellement reconnu que les formes extérieures, les aptitudes et les tendances, peuvent se transmettre dans les familles où elles suivent la constitution intime des humeurs et des tissus légués par les ascendants aux descendants, et que cette transmission dans certaines familles est tellement régulière qu'elle finit par constituer une caractéristique saisissante, même pour le vulgaire.

Mais nous n'avons pas à étudier ici l'ensemble des questions qui se rattachent à l'hérédité physiologique, nous devons, pour rentrer dans notre sujet après ces considérations indispensables, appeler un instant l'attention sur le grand fait de l'hérédité des maladies.

L'hérédité morbide est également démontrée par l'observation journalière et par le raisonnement.

L'hérédité morbide comme l'hérédité physiologique n'atteint pas nécessairement tous les enfants d'un père ou d'une mère.

Les maladies du système nerveux, l'épilepsie, la catalepsie, l'hypocondrie, l'asthme, la scrofule, l'arthritis, la dartre, le cancer, le tubercule, la goutte sont des maladies héréditaires.

Il est bon de remarquer que l'idée d'hérédité morbide suppose absolument que *les affections des descendants soient en quelques points semblables aux affections des ascendants*. Même restreint dans ces limites, le cadre des **affections transmissibles** est démesurément vaste.

Les maladies le plus héréditaires ont souvent besoin, pour se manifester, d'une circonstance favorable sans laquelle le germe morbide reste impuissant.

La durée de l'hérédité est illimitée.

On nomme dégénérescence le résultat de toutes les influences modificatrices qui font descendre les individus d'un état naturel à une condition inférieure : Ainsi l'intoxication saturnine, l'intoxication alcoolique, le défaut d'aération, etc., etc.

Cela posé nous devons nous demander si l'alcoolisme est une maladie héréditaire.

Voici une petite fille de neuf ans, une de nos voisines d'ailleurs, assez bien conformée, à la peau blanche et délicate. Son regard, perdu parfois dans le vague, prend souvent une fixité singulière et devient un vrai regard de femme. Il y a eu des convulsions et des accès d'asthme.

L'intelligence est vive, l'humeur mobile, la sensibilité extrême, la puissance de simulation très développée, le caractère entier. L'impressionnabilité est poussée chez elle aux plus hautes limites et elle offre à l'observateur une volubilité de paroles, de gestes et de pensées vraiment effrayante. D'ailleurs jamais de concession obtenue par la rigueur. C'est une révoltée.

Cet ensemble, ce regard mobile et spécial, nous font penser immédiatement que nous avons devant nous l'enfant d'un alcoolique.

Le père, robuste ouvrier très sain et très sobre, est employé dans une administration de l'État.

La mère est morte peu après ses couches, elle avait eu le délirium tremens. Pendant sa dernière maladie, une de ses amies trompant la surveillance du mari, lui passait chaque jour par les toits un ou deux litres d'eau-de-vie.

Nous avons donc une enfant âgée de neuf ans qui n'a eu que de bons exemples.

Est-il probable que si cette fillette reste sobre elle présentera l'ensemble des phénomènes morbides constituant l'alcoolisme ?

Évidemment non.

Est-il probable que chez elle on verra se développer de la tendance à user des liqueurs alcooliques ? Oui, certes, car cette tendance est transmissible au même titre que toutes les autres.

Nous aurons peut être une buveuse d'eau-de-vie et dès lors l'alcoolisme apparaîtra rapidement. Mais si la sobriété actuelle persiste, jamais nous n'observerons chez cet enfant les lésions spéciales, anatomiques ou autres, caractérisant l'alcoolisme.

Reconnaissons avec tout le monde que les ivrognes engendrent souvent des ivrognes, mais ne laissons pas dire que les alcooliques engendrent des alcooliques.

L'alcoolique engendre des aliénés (dipsomanes, etc. etc.) des épileptiques, des hystériques, des scrofuleux, des phtisiques, des goutteux, etc. Mais la folie, l'épilepsie, l'hystérie, la scrofule, la phtisie, la goutte, etc., ne sont pas l'alcoolisme : il n'y a entre celui-ci et ces diverses maladies aucun point de ressemblance. D'ailleurs la transmissibilité de l'alcoolisme n'est pas soutenable. En fût-il autrement, on ne pourrait jamais en donner des preuves certaines à cause de l'impuissance précoce des alcooliques, de leur grande mortalité et de la tendance ébrieuse des descendants qui savent bien devenir alcooliques pour leur propre compte.

L'alcoolisme n'est pas une maladie héréditaire.

Cependant chacun de nous emploie les mots *d'alcoolisme héréditaire*, chacun de nous sans doute aussi leur applique un sens déterminé.

— On sait aujourd'hui que les maladies nerveuses sont susceptibles de nombreuses transformations par la voie de l'hérédité à ce point qu'il est bon d'attacher la plus grande importance aux simples anomalies de névrosité, aux troubles nerveux de quelque ordre que ce soit, les plus simples comme les plus complexes. Les diverses diathèses suivent les mêmes lois et se transforment de génération en génération comme les maladies nerveuses elles-mêmes. On pense même que l'une d'elles, la scrofule, peut être considérée comme l'aboutissant commun de toutes les autres.

Remarquons en passant que c'est précisément la scrofule que l'on trouve le plus fréquemment chez les enfants des alcooliques.

Ainsi dans tout enfant qui vient au monde il y a en puissance un certain nombre de dispositions morbides correspondant à des maladies susceptibles de demeurer latentes, d'éclore ou de se transformer aux moindres chocs.

Pour certaines maladies le public ne s'y trompe pas. Une joie, une douleur, une émotion ont rendu folle telle ou telle personne appartenant à une famille où *la tête n'est pas solide*. Or joie, douleur, chagrin, correspondent à des modifications spéciales du système nerveux, lequel système est aussi directement et vivement modifié par l'imprégnation alcoolique.

Pour nous, l'alcool joue un rôle immense dans le corps humain. Il porte ses coups secrets sur telle ou telle partie du cerveau et ses coups retentissent encore alors qu'il a disparu.

Il trouble la succession naturelle de telle ou telle maladie, rend parfois aux transmissions héréditaires leur ancienne acuité.

Voilà un homme qui paraissait n'avoir aucune prédisposition héréditaire. Le sort aveugle qui préside aux mariages avait neutralisé en sa faveur les maladies transmissibles. L'alcool intervient et tout à coup vous avez un épileptique. Dix générations peut-être ont vécu de manière à paralyser ce vice originel; le système nerveux ébranlé fait rejaillir l'épilepsie qui n'était plus soupçonnée.

L'alcool fouille dans la race et s'il trouve une diathèse, une affection non encore complètement éteinte, il provoque son éclosion.

C'est grâce à cette baguette magique que nous pouvons tous voir remonter à la surface le *quid nocivum* ancestral !

Un étudiant, dont le père avait eu un engorgement ganglionnaire de nature scrofuleuse, consultait un jour le professeur Küss pour une affection des plus légères et ne parvenait à tirer de lui que le conseil d'éviter les boissons spiritueuses. Etonné de cette prescription qui du reste arrivait fort à propos, mais dont le sens lui échappait, il se décida à en demander la raison. C'est, lui dit Küss, parce qu'il ne faut jamais réveiller le chat qui dort.

Nous pensons que l'alcool pris à doses même modérées et longtemps continuées s'entend merveilleusement à *éveiller le chat qui dort*. Et si nous nous permettons d'exposer ici nos idées à ce sujet, c'est qu'il nous est arrivé maintes fois, en remontant dans l'histoire des familles, d'avoir retrouvé la maladie assoupie à laquelle l'alcool venait donner dans le présent une vie nouvelle.

OBSERVATION VII. — Le nommé Louis R. de Ste-C. (Orne), était un homme d'une santé délicate, scrofuleux d'ailleurs qui, ainsi que cela se voit souvent, vécut jusqu'à un âge très avancé.

Il eut deux fils d'une femme bien portante et sobre ;

l'aîné atteint d'ophtalmie et d'adénite cervicale mourut à l'âge de dix ans. Le second bien constitué et très-vigoureux vécut, se maria dans de bonnes conditions au point de vue capital de la santé et eut quatre enfants tous fixés dans le pays avec leur famille. De ces quatre enfants les trois premiers restèrent sobres, et sur leur douze descendants nous n'avons jamais remarqué la moindre manifestation scrofuleuse. La quatrième enfant était une fille qui s'est adonnée à l'eau-de-vie, s'est mariée et est devenue franchement alcoolique. Deux enfants sont nés de son mariage avec un homme très sain, tous deux sont scrofuleux, l'aîné à un lupus et une carie vertébrale, le second un engorgement cervical énorme, tous deux présentent le facies caractéristique de la scrofule torpide.

1° A. (scrofuleux).

2° B. (scrofuleux mort à 10 ans). — B^1. (indemne).

3° C. C^1. C^{11}. (indemnes.) — (C^{111}. (alcoolique.)

4° D. D^1. D^{11}. D^{111}. D^{12}. (indemnes) — (D^{13}. D^{14}, (scrofuleux).

La scrofule des enfants de la 4e génération D^{13} D^{14} provient de la scrofule de l'aïeul A, nous n'en doutons pas, mais nous remarquons qu'elle éclate précisément et uniquement chez les fils de C^{111} femme alcoolique. Supprimez une femme alcoolique et la scrofule était bannie de cette famille ; il est permis de le penser.

— On peut voir par ce rapide aperçu l'immense intérêt qui s'attacherait à des recherches de cette nature et combien il importerait d'étudier de toute part les lois qui président aux transformations des maladies nerveuses et diathésiques, et à leur réapparition soudaine sous l'influence de l'alcool.

On reste confondu par l'importance de ces hautes questions et par les conséquences désastreuses du mystère qui les enveloppe.

Combien la réflexion nous montre de plus en plus noire la nuit qui environne le magistrat !

Il est probable que lorsque les lois de l'hérédité physiologique et de l'hérédité pathologique n'auront plus de mystères,

nos arrière-neveux accorderont à certains jugements con-
temporains le même sourire railleur que nous donnons aujourd'hui aux arrêts de certains juges de l'antiquité et du
moyen âge.

Mais il est dans les desseins de Dieu que les véritables
progrès de l'humanité s'accomplissent avec une sage lenteur,

Un siècle a vu tomber les chaînes dont on couvrait les
aliénés,

Un autre siècle verra la fin des condamnations frappant les
innocentes victimes d'un vice ancestral.

L'hérédité aura trouvé son Pinel !

II

INFLUENCE DE LA MÈRE.

Il est hors de doute que si l'alcoolisme acquis n'a pas le
pouvoir de se reproduire dans ses manifestations les plus
habituelles chez les descendants, s'il n'y a pas au sens rigou-
reux du mot un alcoolisme héréditaire, il n'en est pas moins
certain que les enfants des alcooliques présentent le plus souvent des troubles fonctionnels et des lésions matérielles qui
affectent de préférence le système nerveux.

Suivant la remarque bien des fois vérifiée du docteur Lancereaux nombre d'hystériques sont filles d'alcooliques, nombre
d'enfants atteints de convulsions épileptiformes les doivent à
des parents adonnés à l'alcool.

Les enfants des alcooliques sont légers, étourdis, distraits,
volontaires et souvent intelligents. Ils ont aussi parfois un
penchant prononcé pour l'usage des spiritueux en dehors de
l'influence de l'exemple.

M. Lancereaux a vu mourir à quarante-neuf ans une femme
usée par les excès de boisson auxquels était venue s'ajouter
une tuberculose des poumons. Elle avait quitté à douze ans sa

famille et la ville où elle était née d'un père alcoolisé, mort á trente-huit ans. Dès sa dix-huitième année cette femme s'adonna aux liqueurs spiritueuses et à vingt-trois ans la passion qu'elle avait pour la boisson était si prononcée que son mari la trouvait souvent cachant les bouteilles qui devaient lui permettre de satisfaire son besoin pressant.

OBSERVATION VIII. — La dame R. J., âgée de soixante-cinq ans, est une personne des plus respectables et des plus importantes de la localité qu'elle habite, fille d'une mère alcoolique qu'elle a perdue à l'âge de quatre ans, elle affecte de n'avoir jamais chez elle des liqueurs spiritueuses. On a cependant été obligé de la faire surveiller d'assez près, car elle tombe subitement par terre plusieurs fois par semaine. Dernièrement elle a fait une chute dans le feu, dont elle porte encore les traces.

Une circonstance fortuite a fait découvrir dans son armoire deux magnifiques bouteilles remplies d'eau-de-vie de cidre de qualité supérieure. Un verre était auprès qui, lui aussi, ne quittait jamais l'armoire.

Dans cet exemple la tendance ébrieuse avait été communiquée par la mère, et l'exemple ne saurait être invoqué, la malade ayant été élevée dans un couvent pendant toute sa jeunesse.

Le nombre de cas où les conséquences de l'alcoolisme atteignent la descendance immédiate est innombrable et l'influence de l'hérédité maternelle nous paraît de beaucoup prépondérante.

Théoriquement les deux sexes ont une influence égale sur le produit de la conception.

Il est toutefois indispensable de remarquer que la mère ne fournit pas seulement à l'embryon un des éléments nécessaires pour son évolution.

Devenu fœtus elle le porte dans son sein et le nourrit de sa propre substance.

Il est évident par là que si son influence héréditaire n'est pas plus grande, il en est autrement de son influence sur le développement ultérieur des formes, des tendances et des aptitudes.

Ces considérations nous portent à faire pencher la balance du côté de la mère.

En Orient, on a mille précautions pour maintenir les femelles des équidés dans un état de santé parfaite et l'on s'occupe très peu des mâles.

La doctrine hypotechnique des Valker et des Orton est battue en brèche de toutes parts. Nul ne reconnaît aujourd'hui à chaque sexe une propriété héréditaire exclusive, mais presque tous les observateurs attribuent à la mère un rôle prépondérant.

D'après le Dr Lunier, les conséquences de l'alcoolisme peuvent se transmettre par le père et par la mère, mais plus souvent par la mère que par le père.

Le Dr Norman Kerr attribue à l'ébriété habituelle des femmes l'augmentation considérable de l'alcoolisme considéré dans ses manifestations héréditaires.

Nous voyons chaque jour les ravages de l'alcoolisme s'étendre dans une localité, parallèlement à l'accroissement du nombre de femmes qui se livrent à l'usage des boissons spiritueuses.

Ajoutons qu'il y a une raison capitale qui porte le médecin à accorder une plus grande importance à l'hérédité maternelle.

Nous voulons bien penser que l'axiome *is est pater quem nuptiæ demonstrant* était toujours vrai dans la société romaine; ce qui nous importe, c'est que de nos jours on ne saurait l'admettre sans quelques restrictions et il est assez aisé de comprendre qu'il doit jeter un certain vague sur tout ce qui a trait à l'hérédité paternelle.

CONCLUSIONS.

Personne, assurément, ne se méprendra sur le but que nous nous sommes proposé en écrivant ces lignes.

Nous avons voulu appeler l'attention sur un sujet des plus importants et provoquer une étude d'ensemble sur l'alcoolisme des femmes. Cette étude ne manquerait ni d'intérêt ni d'à propos.

Nous n'avons pas la prétention d'avoir touché dans une ébauche rapide, improvisée au jour le jour, tous les points importants de la question. Bien loin de là !

Du reste, un rapide résumé, renfermant en même temps nos conclusions, montrera mieux que tout ce que nous pourrions ajouter, l'étendue du sujet et le nombre des problèmes qui s'y rattachent.

Nous laissons de côté, à dessein, l'ivresse, maladie ancienne, répandue dans tous les temps et chez tous les peuples.

Cette maladie peut avoir certainement pour la femme des conséquences désastreuses.

On disait à Rome que l'ébriété était le commencement de l'adultère. Nos pères exprimaient la même idée lorsqu'ils répétaient :

> — Femme saffre et ivrognesse
> De son corps n'est pas maîtresse.

Cependant il est certain que les maux accidentels produits,

par l'ivresse *ne sont rien* en comparaison de ceux qu'engendre l'alcoolisme.

I. L'alcoolisme est une maladie moderne qui frappe un très grand nombre de femmes dans toutes les classes de la société et plus encore dans les campagnes que dans les villes.

II. L'alcoolisme des femmes de la campagne prend sa source dans l'insuffisance de l'alimentation.

III. Au début de l'alcoolisme la situation de la femme est pleine de périls. Ses excès, qui ont émoussé en elle le sens moral sans avoir encore provoqué l'inertie génitale, la mettent à la merci de toutes les passions corruptrices.

IV. L'alcoolisme de la femme débute souvent dans l'enfance et manifeste ses premiers effets par l'apparition de l'onanisme et la précocité de la menstruation.

V. Les ovaires de la femme alcoolique diminuent de volume, s'atrophient dans leur partie glanduleuse et cessent promptement d'être le siége des congestions actives qui provoquent l'écoulement du flux menstruel. La menstruation disparaît promptement après avoir présenté des irrégularités nombreuses. Qulequefois elle paraît avec une abondance excessive donnant lieu aux plus graves métrorrhagies.

VI. La femme alcoolique paraît encore plus disposée aux avortements que la femme syphilitique.

VII. L'alcoolisme précipite toutes les phases naturelles de la vie de la femme et produit rapidement la vieillesse anticipée.

VIII. L'alcoolisme de la femme augmente sensiblement tous les dangers de la parturition.

IX. Les femmes alcooliques sont plus sujettes que les autres, pendant la grossesse, à l'œdème et à la dyspnée.

X. La femme boit toutes les liqueurs alcooliques et souvent dans des proportions considérables. Grâce à son organisation particulière avec de faibles doses, elle arrive à atteindre et à dépasser l'homme dans la voie de l'alcoolisme.

XI. Au point de vue pratique nous admettons trois degrés dans l'alcoolisme. Le premier degré est caractérisé par la *non-persistance* et *la curabilité* des accidents. Le second degré par *leur persistance* et *leur curabilité relative*. Le troisième par *leur persistance* et *leur incurabilité absolue*.

XII. Dans les pays où règne l'alcoolisme, lorsqu'on a du bon lait de vache sous la main, l'allaitement au biberon donne de meilleurs résultats que l'allaitement maternel.

XIII. La femme alcoolique perd le droit de nourrir son enfant.

XIV. Les femmes alcooliques ont souvent des enfants mort-nés qui sont l'expression du degré intermédiaire entre la stérilité et la décrépitude du produit.

XV. La décroissance de la natalité paraît être en proportion de l'accroissement de l'alcoolisme des femmes.

XVI. Les désirs amoureux disparaissent quelquefois avant l'âge de trente ans chez la femme alcoolisée, et l'adultère du mari est souvent la conséquence de l'atonie génitale de la femme.

XVII. L'alcoolisme des femmes amène la stérilité.

XVIII. L'alcoolisme des femmes constitue *le plus grand péril social actuel*, parce qu'il est le facteur le plus important dans la dissémination de l'alcoolisme.

XIX. L'alcoolisme des femmes augmente d'année en année dans des proportions considérables.

XX. L'alcoolisme des femmes, directement ou indirectement, étouffe en germe *la moitié* des enfants qui auraient vu le jour.

XXI. Dans l'alcoolisme héréditaire la femme joue un rôle prépondérant.

XXII. La femme alcoolique procrée des enfants délicats, irritables, nerveux, toujours prêts à la rébellion parmi lesquels se recrutent ces criminels précoces, honte et effroi de notre époque.

XXIII. La femme alcoolique est remarquable par son activité maladive, sa vivacité, sa brusquerie, son inconstance et son égoïsme. Il semble que son cerveau, avant de sombrer, doive subir d'incessantes oscillations.

Le jour même où nous terminons ces lignes, nous apprenons la douloureuse nouvelle de la mort du docteur L. Lunier, secrétaire général de la Société française de Tempérance.

Placé aux sommets de la science contemporaine, ce maître éminent ne dédaignait pas d'encourager les travailleurs les plus modestes.

Il y a quelques mois à peine il nous fit promettre de lui envoyer *chaque année* ce qu'il voulait bien appeler *des documents humains.*

Nous venons remplir notre promesse !

Que le savant qui prendra la place d'avant-garde, si brillamment occupée pendant quinze ans, que notre vénéré président, M. le professeur Duverger, que l'infatigable apôtre de la Tempérance, M. Robÿns, nous permettent d'offrir ces études si imparfaites à l'ombre de notre grand mort !

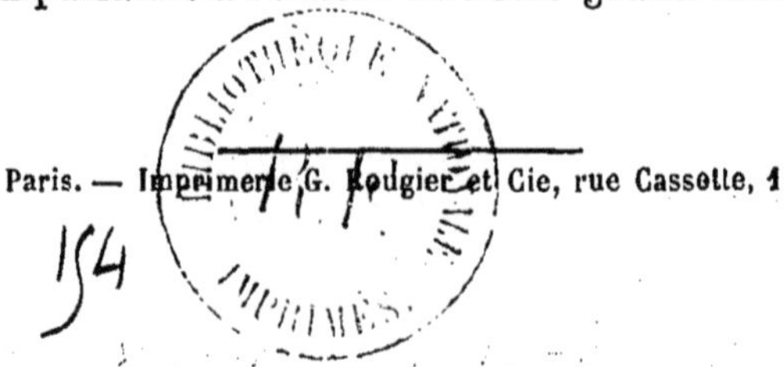

Paris. — Imprimerie G. Rougier et Cie, rue Cassette, 1.

www.ingramcontent.com/pod-product-compliance
Ingram Content Group UK Ltd.
Pitfield, Milton Keynes, MK11 3LW, UK
UKHW020939120726
13693UKWH00004B/1428